全国中医药行业高等教育"十三五"创新教材

基础医学实验技能操作

（供药学、中药学、护理等专业用）

主编 张琦

中国中医药出版社
·北 京·

图书在版编目（CIP）数据

基础医学实验技能操作 / 张琦主编 . —北京：中国中医药出版社，2021.6
全国中医药行业高等教育"十三五"创新教材
ISBN 978-7-5132-6400-6

Ⅰ . ①基⋯ Ⅱ . ①张⋯ Ⅲ . ①基础医学—实验—中医学院—教学参考资料 Ⅳ . ① R3-33

中国版本图书馆 CIP 数据核字（2020）第 158025 号

中国中医药出版社出版
北京经济技术开发区科创十三街 31 号院二区 8 号楼
邮政编码 100176
传真 010－64405721
三河市同力彩印有限公司印刷
各地新华书店经销

开本 787×1092 1/16 印张 11.25 字数 252 千字
2021 年 6 月第 1 版 2021 年 6 月第 1 次印刷
书号 ISBN 978－7－5132－6400－6

定价 59.00 元
网址 www.cptcm.com

服 务 热 线 010-64405720
购 书 热 线 010-89535836
维 权 打 假 010-64405753

微信服务号 zgzyycbs
微商城网址 https://kdt.im/LIdUGr
官 方 微 博 http://e.weibo.com/cptcm
淘宝天猫网址 http://zgzyycbs.tmall.com

全国中医药行业高等教育"十三五"创新教材

《基础医学实验技能操作》编委会

主　编　张　琦

副主编　卢晓南　　朱金华

　　　　　李　青　　邵文祥

　　　　　高　萌

编　委（以姓氏笔画为序）

　　　　　艾志福　　刘升长　　吴　莉　　陈　乔

　　　　　欧阳厚淦　胡丽霞　　侯吉华　　徐　佳

　　　　　彭仁才　　谢永艳　　路千里　　熊自敏

编写说明

基础医学实验是基础医学的重要组成部分，对强化学生的基础医学实验技能培训有着重要作用，有利于提高中医药院校学生的动手能力，以及独立思考问题和解决问题的能力，培养学生严谨的科学态度和实事求是的科研精神。

《基础医学实验技能操作》是针对中医药院校基础医学实验技能操作的指导用书。本教材注重增强学生的实践能力，培育工匠精神，践行知行合一，为学生提供动手机会，提高其解决实际问题的能力，满足培养应用型人才的迫切需求，解决目前尚未有统一的、成体系的、符合中医药院校的基础医学实验实训教学改革要求的相关教材。

根据实验教学内容，本教材分为六部分：第一部分机能学（生理），第二部分人体解剖学，第三部分微生物与免疫学，第四部分组织与胚胎学及病理学，第五部分机能学（药理），第六部分生物化学。本教材适用于药学、中药学、医学、护理等专业使用，相关企业和医院的从业人员也可参考使用。

本教材由江西中医药大学从事基础医学实验教学的一线老师编写，编写分工如下：第一部分由卢晓南、路千里编写；第二部分由李青、侯吉华、陈乔、欧阳厚淦、熊自敏编写；第三部分由朱金华、徐佳、谢永艳编写；第四部分由高萌、胡丽霞编写；第五部分由张琦、艾志福、彭仁才编写；第六部分由邵文祥、吴莉、刘升长编写。

本教材在编写过程中得到了中国中医药出版社的大力支持。由于编者水平有限，不足之处请读者予以指正，以便修订时完善提高。

《基础医学实验技能操作》编委会

2021 年 5 月

目　录

第六部分　生物化学

第一部分　机能学（生理）

生理学是一门实验性科学，它的理论和概念都是根据实验或观察而获得的，因此生理学实验课在生理学教学中占有重要地位。生理学实验课程的教学内容包括实验动物基本知识、常用仪器的原理和使用方法、生理实验基本方法和技术、实验数据的采集和统计处理等；教学重点是强化实验操作技术，掌握实验方法，科学采集统计实验结果，撰写规范实验报告。

第一章　常用设备及系统介绍 ▷▷▷▷

第一节　BL-420S 生物机能实验系统介绍

BL-420S 生物机能实验系统硬件是一台程序可控的，带四通道生物信号采集与放大功能，并集成高精度、高可靠性以及适应范围的程控刺激器于一体的设备。TM-WAVE 生物信号采集与分析软件利用微机强大的图形显示与数据处理功能，可同时显示四通道从生物体内或离体器官中探测到的生物电信号或张力、压力等生物非电信号的波形，并可对实验数据进行存贮、分析及打印。

一、BL-420S 生物机能实验系统硬件介绍

（一）辨认系统硬件

BL-420S 生物机能实验系统的前面板中包括 CH1-4 个通道插口、全导联心电输入口、触发输入口、刺激输出口、记滴输入口、电源指示六个部分。

BL-420S 生物机能实验系统的背面板中包括电源开关、电源插座、接地柱、监听输出和 USB 接口五个部分。

（二）开机、进行实验、关机

1. 开机

（1）开机前检查实验所用的传感器、信号输入线、刺激输出线是否连接在相应通道。

（2）开启实验台、显示器、计算机电源，计算机进入视窗操作系统，屏幕显示BL–420S生物机能实验系统图案。

（3）用鼠标左键双击BL–420S生物机能实验系统图案，进入BL–420S生物机能实验系统主界面。

2. 进行实验

实验过程一般包括实时实验和反演两个阶段。实时实验包括信号的换能、放大、采集、标记、数据处理和存贮，通过这一过程将生物信号转变为原始数据存于硬盘。标记是实时实验过程中对实验条件改变所做的便于反演时查找和永久记忆的记号，可采用通用标记和特殊实验标记两种方法。通用标记是以标记序号和标记符号（如箭头）组成的标记，特殊实验标记是以文字和标记符号组成的标记。反演是对原始信号再现的过程，在反演过程中对原始信号进行剪辑、提取，形成简洁的剪辑资料，便于打印和书写实验报告。实验过程中需根据具体实验内容选择相关操作，进行实验。实验结束后，用鼠标左键单击软件主界面右上角"×"号，或选中顶级菜单"文件"中"退出"，系统回到视窗界面。

3. 关机

按视窗操作系统要求关闭计算机、显示器、实验台电源。

二、BL–420S 生物机能实验系统的使用

打开计算机，进入BL–420S生物机能实验系统主界面。主界面从上到下依次分为标题条、菜单条、工具条、波形显示窗口、数据滚动条及反演按钮区、状态条六个部分；从左到右分为标尺调节区、波形显示窗口和分时复用区三个部分。标尺调节区的上方是通道选择区，下方是Mark标记区。分时复用区包括控制参数调节区、显示参数调节区、通用信息显示区、专用信息显示区和刺激参数调节区五个分区，它们分时占用屏幕右边相同的一块显示区域，可以通过分时复用区底部的五个切换按钮在它们之间进行切换。BL–420S生物机能实验系统主界面上各部分主要功能清单如下表所示（表1–1）。

表 1-1 　 BL-420S 生物机能实验系统主界面上各部分主要功能清单

名称	功能	备注
标题条	显示 TM_WAVE 软件的名称及实验相关信息	软件标志
菜单条	显示所有的顶层菜单项，您可以选择其中的某一菜单项以弹出其子菜单。最底层的菜单项代表一条命令	菜单条中一共有 8 个顶层菜单项
工具条	一些最常用命令的图形表示集合，它们使常用命令的使用变得方便与直观	共有 22 个工具条命令
左、右视分隔条	用于分隔左、右视，也是调节左、右视大小的调节器	左、右视面积之和相等
特殊实验标记编辑	用于编辑特殊实验标记，选择特殊实验标记，然后将选择的特殊实验标记添加到波形曲线旁边	包括特殊标记选择列表和打开特殊标记编辑对话框按钮
标尺调节区	选择标尺单位及调节标尺基线位置	
波形显示窗口	显示生物信号的原始波形或数据处理后的波形，每一个显示窗口对应一个实验采样通道	
显示通道之间的分隔条	用于分隔不同的波形显示通道，也是调节波形显示通道高度的调节器	4/8 个显示通道的面积之和相等
分时复用区	包含硬件参数调节区、显示参数调节区、通用信息区、专用信息区和刺激参数调节区五个分时复用区域	这些区域占据屏幕右边相同的区域
Mark 标记区	用于存放 Mark 标记和选择 Mark 标记	Mark 标记在光标测量时使用
时间显示窗口	显示记录数据的时间	在数据记录和反演时显示
数据滚动条及反演按钮区	用于实时实验和反演时快速数据查找和定位，可同时调节四个通道的扫描速度。	
切换按钮	用于在五个分时复用区中进行切换	
状态条	显示当前系统命令的执行状态或一些提示信息	

（一）生物信号波形显示窗口

1. 生物信号波形显示窗口的组成和调节

生物信号波形显示窗口有 4 个通道，可以同时观察各个通道的生物信号波形。除了与采样通道对应的显示通道之外，软件还可以设置 8 ～ 12 个分析通道，即在屏幕上最多可显示的通道数为 16。实验时可以根据需要，在屏幕上显示 1 ～ 16 个波形显示窗口，也可以通过波形显示窗口之间的分隔条调节各个波形显示窗口的高度。由于 4/8 个显示通道的面积之和始终相等，所以将其中一个显示窗口的高度调宽时，必然会导致其他显示窗口的高度变窄。

如果通道之间的分隔条将各个通道显示窗口的高度调乱，这时可以在任何一个显示窗口上双击鼠标左键。实际上在某个通道显示窗口上双击鼠标左键是一个窗口大小切换命令，它可以将该窗口变为最大化或者将其恢复到原始大小，在某一个通道显示窗口上双击鼠标左键，首先将这个窗口变为最大化；然后再在这个最大化的显示窗口上双击鼠标左键，将所有的通道显示窗口恢复到初始大小，所以无论将各个通道显示窗口的高度调得多乱，在任意显示窗口上最多双击鼠标左键两次，就可将所有的通道显示窗口恢复到初始大小。

2. 生物信号波形显示窗口的快捷功能菜单

在通道显示窗口中还有一个快捷功能菜单可供选择。在信号窗口上单击鼠标右键时，软件将会完成两项功能：①结束所有正在进行的选择功能和测量功能，包括两点测量、区间测量、细胞放电数测量以及心肌细胞动作电位测量等。②将弹出一个快捷功能菜单。在这个快捷功能菜单中包含的命令大部分与通道相关，所以如果需要对某个通道进行操作，就直接在那个通道的显示窗口上单击鼠标右键弹出与那个通道相关的快捷菜单。

区域选择是指在一个或多个通道显示窗口中选择一块区域，并且该区域以反色方式显示。区域选择之所以重要，是因为有很多功能与其相关，包括显示窗口快捷菜单中的数据导出功能。另外，进行区域选择的同时，软件内部还完成了选择区域参数测量和选择区域图形复制等操作。

（二）菜单条

在顶级菜单条上一共有 8 个菜单选项，即文件、设置、输入信号、实验项目、数据处理、工具、窗口及帮助。

1. 菜单操作的总原则

打开某一个顶级菜单项之后，其中有一些菜单项以灰色浮雕方式显示。这种灰色浮雕方式显示的菜单项表示在当前的状态下这些菜单命令不能被使用。打开某一个顶级菜单项之后，可能会在该菜单的最下面发现两个向下指的黑色小箭头，表明该菜单中有一些不常用的命令被隐藏，如果想看见这个菜单中所有的命令项，只需将鼠标移动到这两个向下指的小箭头上，菜单将自动展开以显示这个菜单上的全部命令。

2. "文件"菜单

当用鼠标单击顶级菜单条上的"文件"菜单项时，下拉式菜单将被弹出。"文件"菜单中包括打开、另存为、保存配置、打开配置、打开上一次实验配置、高效记录方式、安全记录方式、打印、打印预览、打印设置、最近文件和退出 12 个命令。

3. "设置"菜单

用鼠标单击顶级菜单条上的"设置"菜单项时，"设置"下拉式菜单将被弹出。"设置"菜单中包括工具条、状态栏、实验标题、实验人员、实验相关数据、记滴时间、光标类型和定标等共 17 个菜单选项，其中工具条、显示方式、显示方向和定标等子菜单下还有二级子菜单。

4. "输入信号"菜单

鼠标单击顶级菜单条上的"输入信号"菜单项时，"输入信号"下拉式菜单将被弹出。"输入信号"菜单中包括 4 通道菜单项，它们与硬件输入通道相对应，每一个菜单项又有一个输入信号选择子菜单，每个子菜单上包括多个可供选择的信号类型。为不同的通道选择不同的信号，当选定所有通道的输入信号类型之后，用鼠标单击工具条上的

"开始" 按钮就可以启动数据采样，观察生物信号的波形变化。

5."实验项目" 菜单

用鼠标左键单击顶级菜单条上的 "实验项目" 菜单项时，"实验模块" 下拉式菜单将被弹出。"实验项目" 下拉式菜单包括 9 个菜单项，分别是肌肉神经实验、循环实验、呼吸实验、消化实验、感觉器官实验、中枢神经实验、泌尿实验、药理学实验模块和病理生理学模块。这些实验项目将生理及药理实验按性质进行分类，每一组分类实验项目下又包括若干个具体的实验模块，选择了一个实验模块之后，系统将自动设置该实验所需的各项参数，包括采样通道、采样率、增益、时间常数、滤波和刺激器参数等，并且将自动启动数据采样，使实验者直接进入实验状态。实验完成后，根据不同的实验模块，打印出的实验报告包含不同的实验数据。

6."数据处理" 菜单

用鼠标左键单击顶级菜单条上的 "数据处理" 菜单项，"数据处理" 下拉式菜单被弹出。数据处理菜单中包括微分、积分、频率直方图、频谱分析、三维频谱分析、记滴趋势图，计算直线回归方程，计算 PA2、PD2、PD2'，计算药效参数半数致死量（LD_{50}）、半数有效量（ED_{50}），计算半衰期、t 检验，细胞放电数测量、心肌细胞动作电位测量和血流动力学参数测量等命令。

（三）工具条

工具条位于顶级菜单条的下方，它是一些常用命令的直观表现形式，一些命令与顶级菜单中的命令重复。工具条和命令菜单的含义相似，它也是一些命令的集合。但是它与命令菜单又有所不同。具体来讲，它是把一些常用的命令以方便、直观（图形形式）的方式直接呈现在使用者面前。它所包含的命令可以与命令菜单中的重复，也可以不同，但是它所包含的命令应该是常用的，这是图形化操作系统提供给用户的另一种命令操作方式。

工具条上的每一个图形按钮被称为工具条按钮。每一个工具条按钮对应一条命令，当工具条按钮以雕刻效果的图形方式显示时，表明该工具条按钮不可使用，此时它对使用者的输入没有反应；否则，它将响应用户输入。

工具条上一共有 24 个工具条按钮，代表着 24 条不同的命令。这些命令（从左向右）分别代表着系统复位、拾取零值、打开、另存为、打印、打印预览、打开上一次实验设置、数据记录、启动、暂停、停止等命令。做实验时，可能使用的工具条命令不是常用的菜单命令，下面将对一下主要的工具条按钮命令做详细的介绍。

1.系统复位

选择系统复位命令将对 BL-420S 生物机能实验系统的所有硬件及软件参数进行复位，即将这些参数设置为默认值。

2.拾取零值

选择拾取零值命令是在系统运行时，传感器无法调零的情况下，软件强行将其信号回归至零位。

3. 打开

打开反演数据文件，该命令与"文件"菜单中的"打开"命令功能相同。

4. 另存为

该命令与"文件"菜单中的"另存为"命令功能相同。

5. 打印

该命令与"文件"菜单中的"打印"命令功能相同。

6. 打印预览

该命令与"文件"菜单中的"打印预览"命令功能相同。

7. 打开上一次实验设置

该命令与"文件"菜单中的"打开上一次实验设置"命令功能相同。

8. 数据记录

记录命令是一个双态命令。双态命令是指每执行该命令一次，其所代表的状态就改变一次，这种命令通过按钮标记的不同变化来表示两种不同的状态。当记录命令按钮的红色实心圆标记处于蓝色背景框内时，说明系统现在正处于记录状态；否则，系统仅处于观察状态而不进行观察数据的记录。

9. 启动

选择该命令，将启动数据采集，并将采集到的实验数据显示在计算机屏幕上；如果数据采集处于暂停状态，选择该命令，将继续启动波形显示。

10. 暂停

选择该命令后，将暂停数据采集与波形动态显示。

11. 停止实验

选择该命令，将结束当前实验，同时发出"系统参数复位"命令，使整个系统处于开机时的默认状态，但该命令不复位设置的屏幕参数，如通道背景颜色，基线显示开关等。

12. 切换背景颜色

选择该命令，显示通道的背景颜色将在黑色和白色这两种颜色中进行切换。

13. 格线显示

这是一个双态命令，当波形显示背景没有标尺格线时，单击此按钮可以添加背景标尺格线；当波形显示背景有标尺格线时，单击此按钮可以删除背景标尺格线。

14. 同步扫描

这是一个双态命令，当这个按钮按下时，所有通道的扫描速度同步调节，这时只有第一通道的扫描速度调节杆起作用；当不选择同步扫描时，各个显示通道的扫描速度独立可调。另外，数据分析通道的扫描速度一般与被分析通道的扫描速度同步调节。区间测量，该命令用于测量任意通道波形中选择波形段的时间差、频率、最大值、最小值、平均值、峰值、面积、最大上升速度（d_{max}/dt）及最大下降速度（d_{min}/dt）等参数，测量的结果显示在通用信息显示区中。心功能参数测量，该命令用于手动测量一个心电波形上的各种参数，包括心率、R 波幅度、ST 时段共 13 个参数。这是一个开关命令，只有在命令打开状态下方可测量。

15. 选择该命令打开 Excel 电子表格

使用这个命令打开 Excel 电子表格后，Excel 电子表格就和软件之间建立了一种联系，以后的区间测量，心肌细胞动作电位测量和血流动力学测量的结果将会自动被写入到 Excel 电子表格中。在使用此命令打开 Excel 电子表格之后，在关闭软件之前，请不要先关闭 Excel 电子表格程序，因为这将意外中断两个程序之间的联系，而软件又不能知道，会造成一些不好的结果。

16. 选择该功能后，X–Y 向量图对话框将出现

新改进的 X–Y 向量图不仅可以做出心电向量环，还可以完成压力 – 变化率环（P–dp/dt）、压力 – 速度环（P–dp/dt/p）等分析血压与血压变化速率关系的 X–Y 曲线。

17. 选择波形放大

在实时实验或波形反演时，如果想查看某一段波形的细节，可以使用这个命令。具体操作方法：先从波形显示通道中选择想放大的波形段，当使用区域选择功能选择波形段后，这个命令变得可用，用鼠标单击此命令，将弹出波形放大对话框。

18. 数据剪辑

数据剪辑是指将选择的一段或多段反演实验波形的原始采样数据按 BL–420S 的数据格式提取出来，并存入到指定名字的 BL–420S 格式文件中。这个命令只有在对某个通道的数据进行了区域选择之后才起作用。数据删除，数据删除命令与数据剪辑命令的功能相似，均是从原始数据文件中选取有用数据，然后将有用数据另存为一个与原始数据格式相同的其他文件。但选择数据的方法不同，数据剪辑利用选取的波形构成一个新的数据文件，是在大量的原始数据中选择少量的有用数据；数据删除则是将选取的波形全部从原始文件中剔除，用剩余的原始数据构成一个新的数据文件，适用于从原始数据文件中剔除少量的无用数据。数据剪辑和数据删除命令不能同时使用，否则会造成混乱，因此只要先使用的数据剪辑命令，数据删除命令自动失效；反之亦然。添加通用标记，在实时实验过程中，单击该命令，将在波形显示窗口的顶部添加一个通用实验标记，其形状为向下的箭头，箭头前面是该标记的数值编号，编号从 1 开始顺序进行，如"20 â"，箭头后面则显示添加该标记的时间。

（四）注意事项

1. 实验前应仔细阅读实验指导。
2. 防止液体滴溅到仪器上而损坏仪器，保持实验台面及地面干燥。
3. 实验台面及地面应尽量减少动物绒毛。
4. 仪器应良好接地。

第二节 压力和张力换能器的使用

换能器也称传感器，是实现自动检测和自动控制的第一环节，是将非电信号转变为电信号的器件，目的是对生理现象进行深入分析。换能器的种类很多，根据输入的物理量不同、工作原理不同、输出信号不同和能量转换原理不同可分为四种：①根据输入物理量的不同，可分为张力、压力、速度、温度、气敏换能器等。②根据工作原理不同，可分为电感式、电容式、电阻式、电势式换能器等。③根据输出信号不同，可分为模拟式和数字式换能器。④根据能量转换原理不同，可分为有源和无源式换能器。机能学生理实验中常用的换能器主要有两种，即压力和张力换能器，下面将介绍这两种常用的换能器。

一、压力换能器

压力换能器主要用于测量血压和其他可以通过液体或气体传导的压力。

（一）原理和结构

压力换能器是将各种压力变化（如动脉、静脉血压，心室内压等）转换为电信号后，将这些电信号放大并输入到记录装置，其工作原理是利用惠斯登电桥的基本结构实现能量的转换。压力换能器的头端是一个半球形结构，内充生理盐水，内面后部为薄片状的应变元件，组成桥式电路。前端有两个侧管，一个用于排出里面的气体，另一个通过导管与测压力的探头相连。在压力换能器的测定范围内转化的电信号大小与压力呈线性关系。

（二）使用方法与注意事项

1. 在进行血压调节等需要使用压力换能器的实验项目时，使用前先将换能器和三通管接好并注射肝素填满三通管，防止实验时进入管内导致血液凝固。

2. 实验时压力换能器应固定在支架上，不得随意改变其位置，使用前预热 30 分钟。

3. 换能器结构中有调零电位器，可以单独调节零点位置，也可与记录仪配合调整。

4. 注意将"O 型"垫圈垫好，以免漏水。

二、张力换能器

（一）原理及结构

张力换能器是利用某些导体或半导体材料在外力作用发生变形时，其电阻会发生改变的"应变效应"原理。将这些材料做成薄的应变片。用这种应变片制成的两组应变元件（R1、R2 及 R3、R4）分贴于悬梁臂的两侧，作为桥式电路的两对电阻，两组应变片中间连接一个可调电位器，并与 3V 直流电源相接。当外力作用于悬梁臂的游离端并使其发生轻度弯曲时，则一组应变片的一片受拉，一片受压，电阻向正向变化；另一端的变化相反。由于电桥失去平衡，即有微弱的电流输出，经放大后可输入到记录仪。

换能器的灵敏度和量程取决于应变元件的厚度。悬梁臂越薄，仪器越灵敏，量程的范围越小。因此，张力换能器的规格应根据所做实验来决定。蛙腓肠肌实验的量程应在100g以上，肠平滑肌实验的量程为25g，小动物心肌乳头肌实验的量程应在1g以下。

（二）使用方法与注意事项

1. 先将肌肉的一端固定，在保持肌肉自然长度的情况下，将肌肉另一端的扎线穿过悬梁臂前端的小孔，并结扎固定。

2. 机械－电换能器的应变元件非常精细，使用时要特别小心，实验时不能用猛力牵拉或用力扳弄换能器的悬梁臂，以免损坏换能器。

3. 换能器应水平地安置在支架上。正式记录前，换能器应预热30分钟，以确保精度。

4. 使用时，防止生理盐水等溶液渗入换能器。

第三节　VBL-100 医学机能虚拟实验室介绍

VBL-100虚拟实验室系统采用计算机虚拟仿真与网络技术，涵盖40余个机能学实验的模拟仿真，由于模拟仿真实验不需要实验动物和实验准备，即可帮助学生理解实验的操作步骤，取得良好的实验效果，可以作为机能学实验教学的一个有益补充。该系统由仪器介绍、实验原理、手术操作、模拟仿真、实验波形及实验测试等部分组成，结构完整、内容丰富，可同时供多名学生进行机能学知识的学习。

一、实验动物

VBL-100虚拟实验室系统介绍了蟾蜍、大鼠、小鼠、豚鼠、裸鼠、金黄地鼠、家兔、猫、犬、猕猴等实验动物的生理特性、生理常数和应用。

二、生理实验项目

VBL-100虚拟实验室系统包括刺激强度与肌肉收缩的反应关系、刺激频率与肌肉收缩之间的关系、神经干动作电位的引导实验、神经兴奋传输速度的测定、神经干不应期的测定、减压神经放电、膈神经放电、大脑皮层诱发点位、离体蛙心灌流、期前收缩与代偿间歇、心肌细胞动作电位、家兔血压调节、家兔呼吸运动调节、尿生成的影响因素、消化道平滑肌生理特性等生理实验项目。

三、药理实验项目

VBL-100虚拟实验室系统包括药物对动物学习记忆的影响、酸枣对小鼠的镇定作用、安定的抗惊厥作用、杜冷丁的镇痛作用、地塞米松对实验大鼠脚趾肿胀的抗炎作用、苯海拉明药效实验、神经体液因素及药物对心血管活动的影响、药物急性毒性实验、药物半衰期的测定、给药剂量对药物血浓度的影响、给药途径对药物血浓度的影响、药物在体内的分布、肝肾功能状态对药物血浓度的影响、多次给药对药物血浓度的影响等药理实验项目。

四、病理生理实验项目

VBL-100 虚拟实验室系统包括急性心力衰竭、心律失常、急性缺氧、急性失血性休克、急性高血钾症等病理生理实验项目。

五、模拟人体实验项目

VBL-100 虚拟实验室系统包括人体指脉信号的测定、人体全导联心电信号的测定、ABO 血型的测定、人体前臂肌电的测定、人体握力的测定、人体心音图的记录和测定等模拟人体实验项目。

六、综合实验项目

VBL-100 虚拟实验室系统包括家兔呼吸运动调节、影响尿生成的因素，以及利尿药物、神经体液因素及药物对心血管活动的影响等综合实验项目。

七、仿真实验

VBL-100 虚拟实验室系统包括多个仿真实验。每个仿真实验包括简介、原理、录像、模拟等部分。仿真实验的结果波形逼真，血压基波包括心房波、心室波，并且可以表达出二级呼吸波；刺激强度、刺激频率等实验波形和肌肉收缩图形可以同步表达。

八、实验仪器

VBL-100 虚拟实验室系统包括 BL-420 生物信号采集系统、ME-200 微电极放大器、DW-2000 脑定位仪、MP-200 微拉制器、MC-5 微操作器、BI-2000 医学图像分析系统、HW-400S 恒温浴槽、HX-300 动物呼吸机、PL-200 热刺痛仪、RB-200 智能热板仪、PH-200 双足平衡测试仪、SW-200 光尾刺痛测试仪、YT-100 电子压痛仪、PV-200 足趾容积测试仪、MT-200 Morris 水迷宫行为分析仪、DT-200 小鼠跳台仪、BA-200 小鼠避暗仪、RM-200 八臂迷宫分析测试仪、PM-200 大小鼠高架十字迷宫跟踪系统、TS-200 悬尾测试仪、ZZ-6 小鼠自主活动测试仪、CPP-100 条件位置偏爱仪、BP-6 无创血压测量系统、GL-2 离体心脏灌流系统、HV-4 离体组织器官恒温灌流、FT-200 动物跑步机、ZB-200 疲劳转棒仪等试验仪器。

九、背景知识

VBL-100 虚拟实验室系统包括信号采集的原理和性能指标、传感器原理及各种传感器介绍、14 种试验试剂的配置、27 种手术器械的介绍。

十、机能实验考试

VBL-100 虚拟实验室系统可进行多名学生的在线机能实验考试。

第二章　生理学实验 ▷▷▷▷

第一节　影响血液凝固的因素

一、实验目的

掌握实验原理；通过测定各种条件下的血液凝固时间；熟悉影响血液凝固的一些因素。

二、实验原理

血液凝固过程是一种发生在血浆中由许多凝血因子参加的生化酶促反应，结果是使血液由液体状态变成胶冻状态。血液凝固可分为内源性凝血和外源性凝血，内源性凝血的凝血因子全部存在于血浆中；外源性凝血是指在组织因子参与下的凝血过程。本实验采用兔颈总动脉放血的方法取血，血液几乎未与组织因子接触，因此凝血过程主要由内源性凝血系统所发动的。肺组织液中含有丰富的组织因子，在血液中加入肺组织浸液，可以观察外源性凝血系统的作用。

三、实验材料

家兔（2～2.5 kg）、哺乳动物手术器械、注射器、试管、小烧杯、竹签、20% 氨基甲酸乙酯溶液、液状石蜡、肺组织浸液、肝素、3.8% 柠檬酸钠溶液、2% 氯化钙溶液。

四、实验步骤

1. 家兔的固定与麻醉

用氨基甲酸乙酯溶液（1g/kg）将家兔麻醉，仰卧位固定于手术台上。然后分离一侧颈总动脉，上端用线结扎阻断血流，下端夹上动脉夹，在动脉正中剪一小口，插入细塑料管，固定插管备取血用。

2. 给下列试管备好实验材料

试管 1：内放少许纱布碎块；试管 2：用液体石蜡润滑整个内表面；试管 3：不加任何处理（对照管）；试管 4：加入 3.8% 柠檬酸钠溶液 5 滴；试管 5：置于有冰块的小烧杯中；试管 6：内加肝素 8U；试管 7：内加肺组织浸液 0.1mL。每管加入兔血 2mL，最后将多余的血盛于小烧杯中，并不断用竹签搅动直至纤维蛋白形成。

3. 记录凝血时间

每试管加入 2mL 血液后，立即记时，每隔 5 秒将试管倾斜 1 次，观察血液是否凝固，至血液成为凝胶状不再流动为止，记下所经时间即为凝血时间。小烧杯内加入血液后立即用竹签不断搅动，除去纤维蛋白，然后观察血液是否凝固。试管 4 中血液如在 15 分钟后不凝，再加入 2% 氯化钙溶液 2 ～ 3 滴，观察血液是否凝固。将实验结果及在各种条件下的凝血时间列表填写入实验报告，并进行分析。

五、实验结果

分组	1	2	3	4	5	6	7
条件	纱布	液体石蜡	对照组	3.8% 柠檬酸钠溶液 5 天	冰浴	肝素 3 天	肺组织浸液
凝血时间							

六、注意事项

1. 麻醉家兔时控制好药物剂量，避免麻醉过度导致呼吸抑制而死亡。

2. 取放试管时，不要拿试管底部，避免手的温度影响血凝时间。

3. 采血量尽量一致，判断凝血标准应一致，一般以倾斜 45° 血液不流动为准，记录凝血时间要准确。

【思考题】

1. 实验中涉及的血液凝固途径和启动因子有哪些？
2. 请比较各实验组血凝时间并分析原因。

第二节　胃肠运动的观察

一、实验目的

观察并掌握正常情况下的胃肠运动的形式；熟悉神经和某些药物对胃肠运动的影响。

二、实验原理

消化道平滑肌具有一定的紧张性和节律性运动，同时受到神经和体液因素的调节。

三、实验材料

家兔（2 ～ 2.5kg）、哺乳动物手术器械。

四、实验步骤

1. 手术

（1）麻醉和固定　用氨基甲酸乙酯溶液（1g/kg）将家兔麻醉，仰卧位固定于手术台上。

（2）腹部手术　腹部剪毛，沿正中线向上作一皮肤切口，再沿腹白线剪开腹壁和腹膜（勿损伤腹腔脏器），暴露家兔的胃和小肠。

2. 观察不同影响因素下尿量的运动

（1）观察正常情况下胃的蠕动和紧张度，以及小肠的蠕动和分节运动。

（2）在一段肠管上轻涂 1∶10000 的乙酰胆碱溶液，观察胃肠运动有何变化。

（3）在一段肠管上轻涂 1∶10000 的去甲肾上腺素溶液，观察胃肠运动有何变化。

（4）由耳缘静脉注射新斯的明 0.2 ～ 0.3mL，观察胃肠运动有何变化。

（5）由耳缘静脉注射阿托品 0.2 ～ 0.3mL，观察胃肠运动有何变化。

（6）连续电刺激迷走神经，观察胃肠运动有何变化。

五、实验结果

观察到的不同影响因素下胃肠运动变化记录，即实验结果。

六、注意事项

1. 避免腹腔内温度下降及消化道表面干燥，经常用温热生理盐水湿润。

2. 每完成一个实验项目后，间隔数分钟再进行下一个实验项目。

3. 不要过度牵拉胃肠。

【思考题】

刺激迷走神经对家兔的胃肠运动有何影响？简述其发生机制。

第三节　呼吸运动的调节

一、实验目的

观察并掌握二氧化碳过多、缺氧和无效腔增大等因素对呼吸运动的影响，并分析牵张反射对呼吸运动的影响；熟悉实验操作方法。

二、实验原理

呼吸运动能有节律地不断进行，并能适应机体代谢的需要，主要是通过神经与体液调节的结果。体内外各种刺激，可以直接作用于中枢或通过不同的感受器反射性地影响呼吸运动。

三、实验材料

家兔（2～2.5 kg）、哺乳动物手术器械、20% 氨基甲酸乙酯溶液、张力换能器、3% 乳酸溶液、气囊、橡皮管、生物机能实验系统。

四、实验步骤

1. 手术

（1）麻醉和固定　用氨基甲酸乙酯溶液（1g/kg）将家兔麻醉，仰卧位固定于手术台上。

（2）插气管插管　沿颈部正中切开皮肤，用止血钳钝性分离气管，在甲状软骨以下剪开气管，插入"Y形"气管插管，用棉线将气管插管结扎固定。气管插管的两个侧管各连接一个 3cm 长的橡皮管。

（3）离迷走神经　在颈部分离出两侧迷走神经，在神经下穿线备用。手术完毕后用热生理盐水纱布覆盖手术伤口部位。

（4）游离剑突软骨　切开胸骨下端剑突部位的皮肤，并沿腹白线切开约 2cm 左右，打开腹腔。用纱布轻轻将内脏沿膈肌向下压；暴露出剑突软骨和剑突骨柄，辨认剑突内侧面附着的两块膈小肌，仔细分离剑突与膈小肌之间的组织并剪断剑突骨柄（注意压迫止血），使剑突完全游离。此时可观察到剑突软骨完全跟随膈肌收缩而上下自由移动；此时用弯针钩住剑突软骨，使游离的膈小肌经剑突软骨和张力换能器相连接。

2. 连接实验仪器装置

（1）张力换能器连至生物机能实验系统，记录呼吸运动曲线。

（2）打开计算机，启动生物机能实验系统，按计算机提示逐步进入呼吸运动的调节的实验项目。

3. 观察不同影响因素下呼吸运动变化

（1）正常呼吸运动　描记一段正常呼吸运动曲线，注意所描的曲线与呼气吸气动作的关系。

（2）增加吸入气中的 CO_2：　用一小烧杯罩住气管开口端，把气囊内的 CO_2 慢慢通入烧杯中同时做标记，观察呼吸运动的变化。

（3）增大无效腔（长管呼吸）　将气管开口端对接一根长约 50cm 的橡皮管，使无效腔增大，观察呼吸运动的变化。

（4）造成缺 O_2　将气管插管的开口侧通过一钠石灰瓶与有一定容量空气的气囊相连，使动物呼吸气囊中的空气。此时动物呼出的 CO_2 可被钠石灰吸收，故随着呼吸的进行，气囊内的空气便愈来愈少。观察呼吸运动有何变化。

（5）改变血液 pH 值　由耳缘静脉注入 3% 乳酸溶液 2mL，观察呼吸运动的变化。

（6）切断迷走神经　先剪断一侧迷走神经，观察呼吸运动的变化，然后再剪断另一侧迷走神经，观察呼吸运动频率和深度的改变。

（7）刺激迷走神经　向中端以中等强度的电脉冲刺激一侧迷走神经向中端，观察刺激期间的效应。

五、实验结果

观察到的不同影响因素下呼吸运动变化记录，即实验结果。

六、注意事项

1. 气管插管时，应注意止血，并将气管分泌物清理干净。
2. 每项实验前要有对照记录，施加条件时要有标记。
3. 每项观察时间不宜过长，出现效应后立即去掉施加因素。
4. 注射乳酸时避免外漏，引起动物躁动。

【思考题】

分析和讨论各影响因素对呼吸的影响及机制。

第四节　影响尿生成的因素

一、实验目的

掌握影响尿生成的因素；了解哺乳动物输尿管插管或膀胱插管技术。

二、实验原理

尿的生成过程包括肾小球滤过、肾小管和集合管重吸收及分泌排泄过程。肾小球滤过作用受滤过膜通透性、肾小球有效滤过压和肾小球血浆流量等因素的影响。肾小管和集合管重吸收受小管液的溶质浓度、血液中血管升压素及"肾素 – 血管紧张素 – 醛固酮"系统等因素的影响。任何影响这些过程的因素都会影响尿量的变化。

三、实验材料

家兔（2～2.5kg）、哺乳动物手术器械、兔手术台、生物机能实验系统、保护电极、铁支架、试管夹、动脉夹、动脉插管、注射器（1mL、5mL、20mL）及针头、有色丝线、纱布、棉花、膀胱插管、输尿管导管（或细塑料管）、1∶10000 去甲肾上腺素溶液、生理盐水、20% 氨基甲酸乙酯溶液、20% 葡萄糖溶液、垂体后叶素、呋塞米、尿糖试纸。

四、实验步骤

1. 手术

（1）麻醉与固定　用氨基甲酸乙酯溶液（1g/kg）将家兔麻醉，仰卧位固定于手术台上。

（2）分离颈部神经和血管　在气管两侧辨别并分离颈总动脉、迷走神经，分别在颈总动脉及迷走神经下方穿以不同颜色的丝线备用。分离时特别注意不要过度牵拉，并随时用生理盐水湿润。

（3）插动脉插管　在气管旁分离两侧颈总动脉，静脉注射肝素（1000U/kg 体重）以抗凝。在左侧颈总动脉的近心端夹一个动脉夹，并在动脉夹远心端距动脉夹约 3cm 处结扎。用小剪刀在结扎线的近侧剪一个小口，向心脏方向插入充满肝素生理盐水的动脉插管，用备用的线结扎固定。

（4）输尿管插管法　腹部剪毛，自耻骨联合上缘沿正中线向上做一长约 5cm 的皮肤切口，再沿腹白线剪开腹壁和腹膜（勿损伤腹腔脏器），找到膀胱，将膀胱向下翻出腹外。暴露膀胱三角，辨认清楚输尿管，并向肾端仔细地分离两侧输尿管 2～3cm。用线将输尿管近膀胱端结扎，然后在结扎上方的管壁处斜剪一个小切口，把充满生理盐水的细塑料管向肾脏方向插入输尿管内，用线结扎、固定好。再以同样方法插好另一侧输尿管。两侧的细塑料插管可用"Y 形"管连起来，然后连接到记滴器上。此时，可看到尿液从细塑料管中慢慢逐滴流出。手术完毕后，将膀胱与脏器送回腹腔，用温生理盐水纱布覆盖在腹部创口上，以保持腹腔内温度。

也可用膀胱插管法导尿，同上述输尿管插管法，切开腹壁将膀胱轻移至腹壁上。先辨认清楚膀胱和输尿管的解剖部位，用棉线结扎膀胱颈部，以阻断它与尿道的通路，然后在膀胱顶部选择血管较少处剪一个纵行小切口，插入膀胱插管（可用一滴管代替），插管口最好正对着输尿管在膀胱的入口处，但不要紧贴膀胱后壁而堵塞输尿管。将切口边缘用线固定在管壁上。膀胱插管的另一端用导管连连接记滴器。此时，可看到尿液从插管中缓慢逐滴流出。手术完毕后，用温热的生理盐水纱布覆盖在腹部的膀胱与脏器上，以保持温度。

2. 连接实验仪器装置

将记滴器的输出线与生物机能实验系统的输入插口相连，打开计算机启动生物机能实验系统，按计算机提示逐步进入影响尿生成的因素的实验项目。

3. 观察不同影响因素下尿量变化

（1）记录基础尿量（滴／分钟）　记录实验前动物的基础尿量作为正常对照数据。

（2）注射生理盐水　从耳缘静脉迅速注入 37℃生理盐水 20mL，观察记录尿量的变化。

（3）注射 20% 葡萄糖溶液　用尿糖试纸接取 1 滴尿液进行尿糖测定（见附注），然后从耳缘静脉注射 20% 葡萄糖溶液 5mL，观察记录尿量的变化。在尿量明显增多时，再用尿糖试纸接取 1 滴尿液进行尿糖测定。

（4）注射垂体后叶素　从耳缘静脉注射垂体后叶素 2U，观察记录尿量的变化。

（5）静脉注射呋塞米　从耳缘静脉注射呋塞米（5mg/kg），观察记录尿量的变化。

（6）静脉注射去甲肾上腺素　由耳缘静脉注入 1：10000 去甲肾上腺素溶液 0.3mL，观察记录尿量的变化。

（7）电刺激迷走神经　结扎并剪断右侧迷走神经，电刺激其外周端，观察记录尿量的变化。

（8）颈动脉插管放血　松开动脉夹，使动脉血压迅速下降至 10.7kPa 以下，观察记录尿量的变化。当停止放血后，继续记录一段时间。

（9）补充循环血量　从耳缘静脉注入 37℃生理盐水以补充循环血量，观察记录尿量的变化。

五、实验结果

不同影响因素下尿量变化所得记录，即实验结果。

六、注意事项

1. 为保证动物在实验时有充分的尿液排出，实验前应给家兔多喂些青菜，或用橡皮导管向家兔胃中灌入清水 40 ～ 50mL，以增加其基础尿量。

2. 手术操作要轻柔，腹部切口不可过大，不要过度牵拉输尿管，以免因输尿管挛缩而不能导出尿液。

3. 本实验需多次兔耳缘静脉注射，故需注意保护耳缘静脉，开始注射时应尽量从耳尖部位开始，再逐步向耳根移行，以免造成后期注射困难，或选用小儿头皮针刺入耳缘静脉固定，以便于多次注射使用。

4. 每项实验前均应有对照数据和记录，原则上是前一项药物作用基本消失，尿量基本恢复到正常水平后再进行下一项实验。

5. 无尿流出，先检查尿路是否通畅，如通畅可用呋塞米利尿，等尿量稳定后进行实验。

【思考题】

1. 注射 20% 葡萄糖前后为什么要做尿糖定性实验？尿糖和尿量之间有何关系？
2. 分析并讨论上述各实验结果的原因。

第五节　人体动脉血压的测量

一、实验目的

掌握间接测量人体动脉血压的方法；了解间接测量的原理。

二、实验原理

测定人体动脉血压最常用的方法是间接测量法，它是使用血压计的压脉带在动脉外加压，根据血管音的变化来测量动脉血压的。通常血液在血管内流动时并没有声音，但是给血管施加压力，使血管变窄形成血液涡流，可发生声音（血管音）。用压脉带在上臂给肱动脉加压，当外加压力超过动脉的收缩压时，动脉血流完全被阻断，此时用听诊器在肱动脉处听不到任何声音。如使外加压力稍低于动脉内的收缩压而高于舒张压，当心脏收缩时就有血流通过动脉，而在舒张时则无血流通过，这样血液继续地通过受压的血管狭窄处，形成涡流而发出声音。如外加压力等于或小于舒张压则血流连续通过，血管音突然由强变弱或消失。因此，动脉内血液则能发出声音时的最大外加压力，相当于收缩压；动脉内血流声音突变或消失时的外加压力相当于舒张压。

三、实验材料

听诊器、血压计。

四、实验步骤

1. 测量前的准备

让受测者静坐 5 分钟以上，脱去一臂衣袖。松开血压计橡皮球的螺帽，去除袖带内的残留气体，然后将螺帽旋紧。让受测者前臂放于桌上，手掌向上，使上臂肘窝与心脏位置等高，将袖带缠在该上臂，袖带缘至少位于肘关节上 2cm，松紧适宜。在肘窝内侧先用手指触及肱动脉所在部位，然后将听诊器探头放于该处。

2. 测量

（1）测收缩压　用橡皮球将空气打入橡皮袖带内，使血压表上水银柱逐渐上升到听诊器内听不到脉搏声为止，一般打气至 24kPa（180mmHg）左右，随即缓慢松开气球螺帽，徐徐放气，减少袖带内压力，在水银柱缓慢下降的同时仔细听诊，在听到"嘣嘣"样的第一声动脉音时，此时血压计上所示水银柱刻度即代表收缩压。

（2）测舒张压　继续缓慢放气，这时动脉音有一系列变化，先由低而高，而后由高突然变低，最后完全消失。在声音突然消失的这一瞬间，血压表上所示水银柱刻度即代表舒张压，有时亦可以声音由强突然变弱时血压计所示水银柱刻度来代表之（两者相差 0.67～1.33kPa）。如果认为所测数值准确，以一次测定为准；如果认为所测数值不准确，可重复测定一次或两次。血压记录常以"收缩压 / 舒张压 kPa（mmHg）"表示。

还可用手指触桡动脉脉搏来测定收缩压，但测得的收缩压值比听诊法稍低。

五、实验结果

血压记录结果：收缩压 / 舒张压 kPa（mmHg）。

六、注意事项

1. 测量血压时，不要握拳，手臂测量部位的高度与心脏水平，与身体呈 45°。

2. 找肱动脉时听诊器的胸端不可用力往下压，将听诊器两耳器塞入外耳道时，务必使耳器弯曲方向与外耳道一致。

3. 水银柱下降的速度为 2～3mmHg/s，以能听清为准。

【思考题】

临床上脉压差大的危害有哪些?

第六节　家兔动脉血压的调节

一、实验目的

用直接法测量家兔血压并熟悉测量方法;了解神经和体液因素对心血管活动的影响。

二、实验原理

心血管活动受神经、内分泌及其他因素的影响,而动脉血压是心血管活动的指标之一,故可通过动脉血压的变化来观察各种因素对心血管活动的影响。

三、实验材料

家兔(2~2.5 kg)、哺乳动物手术器械、兔手术台、动脉夹、动脉插管、注射器、橡皮管、血压换能器、生物机能实验系统、电刺激器、20% 氨基甲酸乙酯溶液、肝素、1∶10000 肾上腺素溶液。

四、实验步骤

1. 手术步骤

(1)麻醉并固定　用氨基甲酸乙酯溶液(5mL/kg)将家兔麻醉,仰卧位固定于手术台上。

(2)分离颈部神经和血管　剪去颈部的毛,沿正中线做5~7cm的切口,分离皮下组织和肌肉,暴露气管。识别并分离两侧颈总动脉,各穿一线备用。分离迷走神经、交感神经和减压神经(迷走神经最粗,交感神经较细,减压神经最细,且常与交感神经紧贴在一起),并在各神经下分别穿过一条有色标记线备用。分离时要特别注意不要过度牵拉,并随时用生理盐水湿润。

(3)插动脉插管　在左颈总动脉的近心端夹一个动脉夹,然后结扎远心端,动脉夹与结扎之间一般相距3cm。在结扎的下方用利剪做一斜切口,向心脏方向插入动脉插管,用丝线将动脉插管束紧,再向两侧绕至插管的橡皮圈上缚结,以防插管滑出。

(4)记录血压　记录出血压曲线。

2. 连接装置仪器(生物机能实验系统、血压换能装置)

将血压换能器用试管夹固定于铁支柱上,换能器的位置应大致与心脏在同一水平面上。然后将换能器连至记录仪前置放大器的"输入"插口,换能器的另一端与三通管相连。打开计算机,启动生物机能实验系统,按计算机提示逐步进入动脉血压调节的实验项目。

3. 观察不同影响因素下心搏与血压变化

观察正常血压和心搏曲线。

（1）牵拉颈部总动脉　手持右颈总动脉向下牵拉 5 秒，观察心搏与血压有何变化。

（2）夹闭颈总动脉　用动脉夹夹闭右颈总动脉 5 ～ 10 秒，观察心搏与血压有何变化。

（3）压迫颈动脉窦　用手压迫右侧颈动脉窦，观察心搏与血压的变化。

（4）刺激减压神经　将右侧减压神经结扎、剪断，以中等强度电流连续刺激中枢端，观察心搏与血压有何变化。

（5）刺激迷走神经　结扎迷走神经，于结扎线头侧将神经剪断，然后用中等强度电流刺激离中端，观察心搏和血压的变化。

（6）静脉注射肾上腺素　由耳缘静脉注入 1：10000 的肾上腺素 0.2 ～ 0.3mL，观察心搏和血压的变化。

（7）刺激内脏大神经　沿腹中线切开腹壁，将腹腔内脏右移，暴露左侧肾脏，在肾脏的上方近中线处找到肾上腺。从肾上腺的上方可见内脏大神经自膈肌向下内斜行进入肾上腺，并分支进入腹腔神经节。分离出左内脏大神经，用保护电极将神经勾起，用中等强度电流刺激之，观察心搏和血压变化。

五、实验结果

不同影响因素下所得心搏与血压变化记录，即实验结果。

六、注意事项

1. 切不可用带齿的镊子和止血钳夹持神经和血管，以免结构或机能受损。
2. 动脉插管与颈总动脉呈一条直线，方向一致。

【思考题】

将实验结果中各项的原始记录图对比，分析各项操作影响家兔动脉血压的原因。

第七节　人体心电图的描记

一、实验目的

掌握正常心电图波形及其生理意义；熟悉人体心电图的记录方法。

二、实验原理

在正常人体内，心脏在收缩之前产生电位变化，心电变化由心脏的窦房结开始，依次传向心房和心室，并可经人体组织传到体表。将电极放置在人体表面的一定部位可记录到心脏电变化曲线，称为心电图。

三、实验材料

生物信号采集处理系统。

四、实验步骤

1.将四个黄色、红色、绿色、黑色的测试电极，依次夹在左手腕、右手腕、左脚踝、右脚踝处。

2.使用生物机能实验信号采集系统中人体全导联心电实验来检查全导联心电功能。将4个输入通道均设定为心电信号，然后选择工具条上的"启动"按钮启动采样，放大器参数设置如下：①放大器范围:1mV。②时间常数:3秒。③波:20Hz。④50Hz滤波:打开50Hz抑制（50Hz抑制按钮为红色）。⑤扫描速度:200ms/div。⑥全导联心电设置:1通道：标准Ⅰ导联，2通道：标准Ⅱ导联，3通道：标准Ⅲ导联，4通道：AVR导联。

五、实验结果

记录正常人体心电图。

六、注意事项

1.描记心电图时，受试者肌肉放松，室温22℃为宜，避免低温时肌电的干扰。
2.电极应与皮肤紧密接触，防止干扰。

【思考题】

1.说明心电图各波的生理意义。
2.如果P-R期间延长超过正常值，说明什么问题？

第八节　蛙坐骨神经腓肠肌标本的制作

一、实验目的

掌握制备具有正常兴奋收缩功能的蛙类坐骨神经腓肠肌标本的基本操作技术；熟悉实验原理。

二、实验原理

蛙类的某些基本生命活动和生理功能与哺乳类动物有相似之处，而且其离体组织的生活条件比较简单，易于控制和掌握，来源也较丰富，因此在生理学实验中，尤其是细胞生理学的实验，常用蛙或蟾蜍的坐骨神经腓肠肌标本来观察神经肌肉的兴奋性、刺激与反应的规律及肌肉收缩的特点等。制备具有正常兴奋收缩功能的蛙类坐骨神经腓肠肌标本是生理学实验的基本操作技术之一。

蛙或蟾蜍等两栖类动物的一些基本生命活动和生理功能与温血动物相似，而其离体组织生活条件易于掌握，在任氏液的浸润下，神经肌肉标本可较长时间保持生理活性。因此，在生理学实验中常用蛙或蟾蜍坐骨神经腓肠肌离体标本来观察神经肌肉的兴奋性、兴奋过程及骨骼肌收缩特点等。

细胞的静息膜电位为外正内负，电刺激可改变可兴奋细胞的膜电位差。膜电位减小时，细胞去极化，细胞兴奋；膜电位增大时，细胞超极化，细胞兴奋性被抑制。蘸有任氏液的锌铜弓接触活组织时，可产生沿锌片→活组织→铜片流向的电流对细胞产生刺激效应。

三、实验材料

牛蛙、任氏液、探针、剪刀、培养皿、瓷盆、玻璃分针、蛙板、玻璃板、大头针、镊子、线、锌铜弓。

四、实验步骤

1. 毁脑脊髓

取牛蛙一只，用左手握住，以食指压其头部前端使其尽量前俯，右手持探针自枕骨大孔处垂直刺入，到达椎管，即将探针改变方向刺入颅腔，向各侧不断搅动，彻底捣毁脑组织；再将探针原路退出，刺向尾侧，捻动探针使逐渐刺入整个椎管内，捣毁脊髓。此时蛙下颌呼吸运动应消失，四肢松软，否则须按上法再行捣毁。

2. 剪除躯干上部及内脏

用粗剪刀在颅骨后方剪断脊柱，左手握住牛蛙脊柱，右手将粗剪刀沿两侧（避开坐骨神经）剪开腹壁。此时躯干上部及内脏即全部下垂，剪除全部躯干上部及内脏组织，弃于瓷盆内。

3. 剥皮

避开神经，用右手拇指和食指夹住脊柱，左手捏住皮肤边缘，逐步向下牵拉剥离皮肤。拉至大腿时，如阻力较大，可先剥下一侧，再剥另一侧。将全部皮肤剥除后，将标本置于盛有任氏液的培养皿中。

4. 洗净

洗净双手和用过的全部手术器械，再进行下列步骤。

5. 分离双腿

避开坐骨神经，用粗剪刀从背侧剪去骶骨，然后沿中线将脊柱剪成左右两半，再从耻骨联合中央剪开（为保证两侧坐骨神经完整，应避免剪时偏向一侧），将已分离的标本浸入盛有任氏液的培养皿中。

6. 游离坐骨神经

取牛蛙一侧腿，先用玻璃分针沿脊柱侧游离坐骨神经腹腔部，然后用大头针将标本背位固定于干净蛙板上。用玻璃分针循股二头肌和半膜肌之间的坐骨神经沟，纵向分离暴露坐骨神经之大腿部分，直至分离至腘窝颈神经分叉处。然后剪断股二头肌腱、半膜肌和半膜肌肌腱，并绕至前方剪断股四头肌腱。自上而下剪断所有坐骨神经分支，将连着 3～4 节椎骨的坐骨神经分离出来。

7. 完成坐骨神经小腿标本

将已游离的坐骨神经搭在腓肠肌上，用粗剪刀自膝关节周围向上剪除并刮净所有大腿肌肉，在距膝关节约 1cm 处剪断股骨。弃去上段股骨，保留部分即为坐骨神经小腿标本。

8. 完成坐骨神经腓肠肌标本

用尖镊子在上述坐骨神经腓肠肌标本的跟腱下方穿孔，穿线结扎之。提起结扎线，在结扎线下方剪断跟腱，并逐步游离腓肠肌至膝关节处，左手握住标本的股骨部分，使已游离的坐骨神经和腓肠肌下垂，右手持粗剪刀从水平方向伸入腓肠肌与小腿之间，在膝关节处剪断，与小腿其余部分分离。左手保留部分即为附着于股骨之上的、具有坐骨神经支配的腓肠肌标本。将标本浸入盛有新鲜任氏液的培养皿中待用。

五、实验结果

1. 毁蟾蜍脑脊髓前后，其四肢肌张力的变化。
2. 用锌铜弓分别刺激坐骨神经和腓肠肌，观察肌肉的反应。

六、注意事项

锌铜弓用金属锌和铜铆接而成，锌铜弓在极性溶液中形成回路时，锌与铜两极产生约 $0.5～0.7V$ 的直流电压，电流的刺激作用于神经肌肉标本，由于产生生物电流，因而引起肌肉的收缩。

制备标本的过程中，要不断滴加任氏液以防标本干燥，丧失正常的生理活性；操作过程中应避免强力牵拉和手捏神经或夹伤神经肌肉；毁脑脊髓时，防止蟾蜍皮肤分泌的毒液射入操作者眼内或污染实验标本。

【思考题】

锌铜弓刺激坐骨神经引起的坐骨神经腓肠肌标本肌肉收缩是否属于一种反射？

第二部分 人体解剖学

人体解剖学（human anatomy）是一门研究正常人体形态结构的科学，属于生物医学中形态学的范畴，是医学教育中重要的基础课程之一。人体解剖学的主要任务是探讨人体各器官、组织的形态特征、位置毗邻、发生发育规律及功能意义。本实验教程按人体系统分章，结合理论教程验证各系统器官结构的层次排列、毗邻关系、体液循环、神经支配、体表标志、体表投影等。在学习过程中，需多分析、归纳、理解各器官形态特征，充分利用实验室内图谱、人体标本、教学模型及中国数字人虚拟仿真系统，认真仔细观察和学习；同时，要多联系动物活体，结合功能与临床，活学活用。

第三章 运动系统 ▷▷▷▷

第一节 运动系统实验（一）

一、实验目的

掌握运动系统的组成、骨的形态、骨的构造；熟悉躯干骨的名称、数目、位置及其主要形态结构，上肢骨的名称、数目、位置及其主要形态结构。

二、实验材料

骨的构造标本、脱钙骨和煅烧骨标本、躯干骨标本、上肢骨标本、身骨模型、中国数字人系统。

三、实验观察内容

骨的形态：长骨（骨干、骨髓腔、骺、骺软骨、骺线）、短骨、扁骨、不规则骨。
骨的构造：骨质（骨密质、骨松质、内板、外板）、骨膜、骨髓（红骨髓、黄骨髓）、关节软骨。

椎骨的一般形态：椎体、椎弓（椎弓根）、椎上切迹、椎下切迹、椎间孔、椎弓板、椎孔、椎管、横突、上关节突、下关节突、棘突。

各部分椎骨的特征。

颈椎：横突孔、寰椎、枢椎、隆椎。

胸椎：肋凹（椎体肋凹和横突肋凹）。

腰椎：锥体肥大、棘突呈板状向后直伸出。

骶骨：岬、耳状面、骶管、骶管裂孔、骶角、骶前孔、骶后孔、骶正中棘。

胸骨：胸骨柄、胸骨体、剑突、颈静脉切迹、胸骨角。

肋：肋骨、肋软骨、肋头、肋体、肋颈、肋结节、肋沟、肋角。

锁骨：内侧端（胸骨端）、外侧端（肩峰端）。

肩胛骨：上缘、喙突、内侧缘、外侧缘、上角、下角、关节盂、肩胛下窝、肩胛冈、冈上窝、冈下窝、肩峰。

肱骨：肱骨头、小结节、大结节、结节间沟、解剖颈、外科颈、三角肌粗隆、桡神经沟、肱骨小头、肱骨滑车、鹰嘴窝、内上髁、外上髁、尺神经沟。

桡骨：桡骨头（关节凹）、环状关节面、桡骨颈、桡骨粗隆、尺切迹、桡骨茎突、腕关节面。

尺骨：滑车切迹、鹰嘴、冠突、桡切迹、尺骨头、尺骨茎突。

腕骨的名称及排列。

掌骨和指骨的名称及排列。

【思考题】

1. 简述躯干骨的名称、数目、位置及其主要形态结构。
2. 简述上肢骨的名称、数目、位置及其主要形态结构。

第二节　运动系统实验（二）

一、实验目的

掌握下肢骨的名称、数目、位置及其主要形态结构，颅骨的名称、数目、位置及其主要形态结构；熟悉全身各部重要的骨性标志。

二、实验材料

下肢骨的标本、颅骨的标本（整颅、颅盖、颅底和分离颅骨标本）、全身骨模型、中国数字人系统。

三、实验观察内容

髋骨：髋臼，闭孔；髂骨：髂嵴、髂前上棘、髂后上棘、髂前下棘、髂后下棘、髂结节、髂窝、耳状面；坐骨：坐骨结节、坐骨棘、坐骨大切迹、坐骨小切迹；耻骨：耻骨结节、耻骨联合面；股骨：股骨头、股骨头凹、股骨颈、大转子、小转子、转子间线、转子间嵴、颈干角、粗线、臀肌粗隆、内侧髁、外侧髁、髁间窝、髌骨；胫骨：内侧髁、外侧髁、胫骨粗隆、内踝、腓切迹；腓骨：腓骨头、腓骨头关节面、腓骨颈、外踝。

跗骨的名称和排列。

跖骨和趾骨的数目及命名。

脑颅骨：名称和位置；蝶骨体、上鼻甲、颞骨岩部。

面颅骨：名称和位置。

下颌骨：下颌体、下颌支、下颌角、下颌头、下颌孔、下颌管、颏孔。

颅盖：冠状缝、矢状缝、人字缝、眉弓。

颅底内面：颅前窝：筛板、筛孔、鸡冠；颅中窝：蝶鞍、垂体窝、视神经管、眶上裂、圆孔、卵圆孔、棘孔、脑膜中动脉沟、三叉神经压迹；颅后窝：枕骨大孔、斜坡、舌下神经管、颈静脉孔、内耳门。

颅底外面：鼻后孔、枕骨大孔、枕髁、舌下神经管外口、茎突、乳突、茎乳孔、下颌窝、颈静脉孔、关节结节、枕外隆凸。

颅的前面：眶：眶上缘、眶下缘、眶上切迹（眶上孔）、眶下孔、泪囊窝、鼻泪管、眶上裂、眶下裂；骨性鼻腔：骨性鼻中隔、上鼻甲、中鼻甲、下鼻甲、上鼻道、中鼻道、下鼻道；鼻旁窦：额窦、上颌窦、蝶窦、筛窦。

颅的侧面：外耳门、外耳道、颧弓、颞窝、翼点。

颅囟：前囟、后囟、蝶囟、乳突囟。

重要骨性标志：棘突、第7颈椎棘突、骶角、喙突、肩峰、肩胛冈、肩胛下角、锁骨、胸骨角、剑突、枕外隆凸、乳突、下颌头、下颌角、肱骨大结节、肱骨内、外上髁、桡骨头、桡骨茎突、鹰嘴、尺骨茎突、髂嵴、髂前上棘、耻骨结节、坐骨结节、股骨大转子、股骨内、外侧髁、髌骨、胫骨内、外侧髁、胫骨粗隆、内踝、腓骨头、外踝。

【思考题】

1. 简述下肢骨的名称、数目、位置及其主要形态结构。
2. 简述颅骨的名称、数目、位置及其主要形态结构。

第三节　运动系统实验（三）

一、实验目的

掌握关节的主要结构、椎间盘的位置和结构、脊柱的组成和弯曲；熟悉胸廓的组成，肩、肘、腕关节的组成、结构特点及运动形式，骨盆的组成，男女骨盆的特点，髋、膝、踝关节的组成、结构特点及运动形式，颞下颌关节的组成及结构特点。

二、实验材料

脊柱标本，脊柱水平切面和矢状切面标本，胸廓标本，肩、肘、腕关节标本，骨盆标本和模型，髋、膝、踝关节标本，颌关节标本，中国数字人系统。

三、实验观察内容

关节的基本结构：关节面（关节头、关节窝）、关节囊（纤维膜、滑膜）、关节腔。

关节的辅助结构：韧带（囊内韧带、囊外韧带）、关节内软骨（关节盘，半月板）、关节唇。

椎骨间的连结：椎间盘（纤维环和髓核）、前纵韧带、后纵韧带、黄韧带、棘上韧带、棘间韧带、项韧带、横突间韧带、关节突关节、腰骶关节、寰枕关节、寰枢关节、钩椎关节。

脊柱的组成和弯曲：颈曲、胸曲、腰曲、骶曲。

胸廓的组成和形态结构：肋头关节、肋横突关节、胸肋关节、肋弓、浮肋、胸廓上口、胸廓下口、肋间隙、胸骨下角、剑肋角、胸腔。

上肢带骨的连结：胸锁关节、肩锁关节。

自由上肢骨的连结：肩关节的组成：关节盂唇、肱二头肌长头腱、喙肩韧带；肘关节的组成：肱尺关节、肱桡关节、桡尺近侧关节、桡骨环状韧带、桡侧副韧带、尺侧副韧带、肘后三角、桡腕关节。

下肢带骨连结：髋骨与骶骨的连结：骶髂关节、骶结节韧带、骶棘韧带、坐骨大孔、坐骨小孔。

髋骨间的连结：耻骨间盘、耻骨弓、耻骨下角。骨盆的组成：骨盆上口、骨盆下口、骨盆腔、骨盆倾斜度。

自由下肢骨连结：髋关节的组成、结构特点：髋臼唇、髂股韧带、股骨头韧带，膝关节的组成、结构特点：前交叉韧带、后交叉韧带、内侧半月板、外侧半月板、胫侧副韧带、腓侧副韧带，踝关节的组成、结构特点：内侧韧带（三角韧带）、距腓前韧带、距腓后韧带、跟腓韧带。

颅骨的连结：颞下颌关节的组成及结构特点。

【思考题】

1. 简述骨连结的类型。
2. 简述人体主要关节的组成、结构特点及运动形式。

第四节　运动系统实验（四）

一、实验目的

掌握肌的构造和肌的辅助装置；熟悉背阔肌、斜方肌、竖脊肌、胸大肌的位置及功能，膈的位置和裂孔，腹肌的名称、位置、层次及其形成的主要结构，咬肌、颞肌、胸锁乳突肌的位置和功能，三角肌、肱二头肌、肱三头肌的位置和功能，臀大肌、梨状肌、股四头肌、小腿三头肌（腓肠肌内、外侧头和比目鱼肌）、胫骨前肌、长伸肌、趾长伸肌的位置和功能，重要肌性标志。

二、实验材料

肌肉标本，头颈部、上肢和下肢的肌肉标本，膈肌标本和模型，肢、下肢的横断面标本，滑膜囊和腱鞘标本，中国数字人系统。

三、实验观察内容

肌的形态和构造：长肌、短肌、阔肌和轮匝肌，肌腹、肌腱。

肌的辅助装置：浅筋膜、深筋膜、滑膜囊、腱鞘。

躯干肌：背肌：斜方肌、背阔肌、竖脊肌，胸肌：胸大肌，膈：中心腱、主动脉裂孔、食管裂孔、腔静脉孔，腹肌：腹直肌、腹外斜肌、腹内斜肌、腹横肌、腹直肌鞘、腹横筋膜、腹白线、腹股沟韧带、腹股沟管、联合腱或腹股沟镰。

上肢肌：肩肌：三角肌、大圆肌，臂肌：肱二头肌、肱三头肌、前臂肌、手肌，上肢局部记载：腋窝、肘窝、腕管、三边孔。

下肢肌：髋肌：髂腰肌、臀大肌、梨状肌（梨状肌上孔和梨状肌下孔）；大腿肌：缝匠肌，股四头肌（股直肌、股内侧肌、股外侧肌和股中间肌）；小腿肌：小腿三头肌；下肢局部记载：股三角、股管、腘窝。

头颈肌：胸锁乳突肌。

重要肌性标志：胸锁乳突肌、腹直肌、三角肌、肱二头肌、股四头肌、髌韧带、臀大肌、小腿三头肌、跟腱。

【思考题】

1. 简述肌的构造和肌的辅助装置。
2. 简述全身主要肌的形态位置。

第四章　内　脏 ▷▷▷▷

第一节　消化系统

一、实验目的

掌握消化系统的组成；熟悉腭扁桃体的位置、舌的形态结构、牙的构造、腮腺的位置及腮腺管的开口部位，咽的形态、位置、分部及各部的出入口，食管的位置、形态及狭窄的部位，胃的形态结构、位置、胃壁的构造，小肠的分部（包括十二指肠的分部）及主要形态结构，大肠的分部、位置及各部的主要形态结构，肝的形态结构和位置，胆囊的形态、位置、分部，输胆管道的组成及开口部位，胰的形态、位置、分部及胰管的开口部位，壁腹膜、脏腹膜、腹膜腔及腹膜形成的主要结构。

二、实验材料

头正中矢状切面标本和模型，舌、牙标本和模型，咽后面观标本和模型，食管、胃、小肠和大肠标本和模型，胰十二指肠，回盲部和直肠、肛管标本和模型，肝、胰、胆囊和输胆管道标本和模型，腹膜标本和模型，人体半身模型（显示内脏及胸腹后壁结构），躯干部标本（胸、腹腔已切开），中国数字人系统。

三、实验观察内容

1. 口腔

口腔的分部：口腔前庭、固有口腔。

口唇：口裂、口角、人中、鼻唇沟。

腭：硬腭、软腭、腭垂、腭舌弓、腭咽弓、腭扁桃体。

牙：牙冠、牙颈、牙根、牙腔、牙髓。

舌：舌根、舌体、舌尖、界沟、舌系带、舌下阜、舌下襞、丝状乳头、菌状乳头、轮廓乳头。

咽峡、颊。

大唾液腺：腮腺、腮腺管、下颌下腺、舌下腺。

2. 咽

咽的位置、分部和结构：咽腔鼻部：咽鼓管咽口、咽隐窝；咽腔口部：腭扁桃体窝；咽腔喉部：梨状隐窝。

3. 食管

食管的位置和生理狭窄、第一狭窄、第二狭窄、第三狭窄。

4. 胃

胃的位置、分部和主要形态结构：贲门、幽门、胃小弯、胃大弯、胃前壁、胃后壁、贲门部、胃底、胃体、幽门部（幽门管和幽门窦）、幽门括约肌、幽门瓣。

5. 小肠

小肠的分部：十二指肠，空肠和回肠。

十二指肠的形态结构、位置和分部：上部、降部（十二指肠大乳头）、水平部、升部（十二指肠空肠曲、十二指肠悬韧带）。

6. 大肠

大肠的分部和位置：盲肠、阑尾、结肠、直肠和肛管。

盲肠和结肠的特征性结构：结肠带、结肠袋、肠脂垂。回盲部的结构：回盲口、回盲瓣、阑尾。

结肠：升结肠、结肠右曲（肝曲）、横结肠、结肠左曲（脾曲）、降结肠、乙状结肠。

直肠的位置和毗邻。

直肠：直肠盆部和直肠壶腹、骶曲、会阴曲、直肠横襞。

肛管：肛柱、肛瓣、肛窦、齿状线、肛梳（痔环）、肛门内括约肌、肛门外括约肌。

7. 肝

肝的位置和形态结构：前缘、后缘、上面（膈面）、下面（脏面）、H形沟、左纵沟、右纵沟（胆囊窝和腔静脉窝）、肝门（肝左右管、肝固有动脉、门静脉），肝圆韧带、肝镰状韧带、肝左叶、肝右叶。

8. 肝外胆道

胆囊的位置、形态和分部：胆囊底、胆囊体、胆囊颈、胆囊管。

输胆管道：肝左管、肝右管、肝总管、胆囊管、胆总管、肝胰壶腹、十二指肠大乳头。

9. 胰

胰的位置、形态和分部：胰头、胰体、胰尾、胰管及其开口。

10. 腹膜

壁腹膜、脏腹膜、腹膜腔。

腹膜形成的结构：大网膜、小网膜（肝胃韧带和肝十二指肠韧带）、网膜囊、网膜孔；小肠系膜、直肠膀胱陷凹、直肠子宫陷凹、膀胱子宫陷凹。

【思考题】

1. 简述消化系统的组成。
2. 简述咽的位置与分部。
3. 简述肝的形态和位置。
4. 简述大肠的位置和分部。

第二节　呼吸系统

一、实验目的

掌握呼吸系统的组成；熟悉鼻腔外侧壁的形态结构，鼻旁窦的名称、位置及其开口部位，喉的位置及分部，主要喉软骨、声门裂、气管的位置，左右主支气管的结构特点，肺的位置、形态结构和分叶，壁胸膜的分部，胸膜腔及肋膈隐窝（肋膈窦）的位置，胸膜下界、肺下缘的体表投影。

二、实验材料

头正中矢状切面标本，喉、气管、主支气管和肺的标本，鼻、喉和肺的模型，纵隔标本，躯干部标本和人体半身模型，中国数字人系统。

三、实验观察内容

1. 鼻

鼻的位置和分部：外鼻、鼻腔及鼻旁窦。鼻腔：鼻孔、鼻后孔，上鼻甲，中鼻甲，下鼻甲，上鼻道，中鼻道，下鼻道，鼻中隔。鼻旁窦：上颌窦，额窦，蝶窦和筛窦以及各窦的开口部位。

2. 喉

喉：甲状软骨、环状软骨、杓状软骨、会厌软骨；弹性圆锥、前庭襞、声襞、声门裂；喉前庭、喉中间腔和声门下腔。

3. 气管和主支气管

气管的位置、形态结构及气管杈的位置，主支气管的位置及左右主支气管的结构特点。

4. 肺

肺的位置、形态结构和分叶：肺尖，肺底，前缘，后缘，下缘，外侧面，内侧面，肺门，肺根，心切迹，斜裂，水平裂，左肺上叶、下叶，右肺上叶、中叶、下叶。

5. 胸膜和纵隔

壁胸膜的分部：胸膜顶、肋胸膜、膈胸膜、纵隔胸膜、胸膜腔、肋膈隐窝；肺下缘和胸膜下界的体表投影。纵隔的位置和组成纵隔的结构。

【思考题】

1. 简述呼吸系统的组成。
2. 简述肺的形态与位置。
3. 简述左右肺的异同点。

第三节　泌尿系统

一、实验目的

掌握泌尿系统的组成；熟悉肾的形态、位置和内部结构，输尿管及其三个生理狭窄的位置，膀胱的位置、形态、分部和膀胱三角。

二、实验材料

男女泌尿生殖系统标本和模型，肾（全肾和冠状切面肾）、输尿管、膀胱和尿道标本和模型，中国数字人系统。

三、实验观察内容

1. 肾

肾的位置、形态结构：肾门（肾盂、肾动脉、肾静脉）、肾蒂、纤维囊、脂肪囊、肾筋膜。肾的内部结构：肾皮质、肾髓质、肾柱、肾锥体、肾乳头、肾小盏、肾大盏、肾盂。

2. 输尿管

输尿管的生理狭窄：第一狭窄、第二狭窄、第三狭窄。

3. 膀胱

膀胱的分部、毗邻和形态结构：膀胱尖、膀胱体、膀胱底、输尿管口、尿道内口、膀胱三角。

女性尿道的位置、开口及结构特点。

【思考题】

1. 简述泌尿系统的组成。
2. 简述肾的形态与位置。
3. 简述输尿管的三个生理性狭窄和生理学意义。

第四节　生殖系统

一、实验目的

掌握男女生殖系统组成；熟悉睾丸、附睾、输精管、前列腺的位置，精索的位置和组成，阴茎的结构，男尿道的分部、狭窄和弯曲，卵巢、输卵管、子宫、阴道的位置及输卵管、子宫的分部及形态结构，阴道穹的位置，阴道口的位置。

二、实验材料

男、女性生殖器标本和模型，男、女性盆腔正中矢状面标，中国数字人系统。

三、实验观察内容

1. 男性内生殖器

睾丸的位置和结构、附睾的位置和分部：附睾头、附睾体、附睾尾，输精管的分部；精索的位置和组成。射精管和前列腺的位置。

2. 男性外生殖器

阴茎的分部和结构：阴茎头、阴茎体、阴茎根，阴茎海绵体、尿道海绵体，阴茎包皮、包皮系带。阴囊的位置。

3. 男性尿道

男性尿道的分部、狭窄和弯曲：尿道前列腺部，尿道膜部和尿道海绵体；尿道内口，尿道膜部和尿道外口；耻骨下弯和耻骨前弯。

4. 女性内生殖器

卵巢的形态及位置。

输卵管的位置和分部：输卵管子宫部、输卵管峡、输卵管壶腹和输卵管漏斗（输卵管伞和输卵管腹腔口）。

子宫的形态位置和分部：子宫底、子宫体、子宫颈（子宫颈阴道部和子宫颈阴道上部）、子宫腔、子宫颈管、子宫口。

子宫的固定装置：子宫阔韧带、子宫圆韧带、子宫主韧带、骶子宫韧带。

阴道的位置和形态结构：阴道口、处女膜、阴道穹，阴道口的位置。

5. 女性外生殖器

阴阜、大阴唇、小阴唇、阴蒂、阴道前庭。

6. 女性乳房

乳房的位置和形态结构：乳头、乳晕、乳腺叶、输乳管。

【思考题】

简述男女性生殖系统的组成。

第五章　循环系统 ▷▷▷

第一节　循环系统实验（一）

一、实验目的

掌握循环系统、心血管系统的组成；熟悉心脏的位置、外形，各心腔的结构，心的传导系统和心的血管，主动脉的走行、分部及主动脉弓的分支，颈总动脉、颈内动脉、颈外动脉、锁骨下动脉的走行及颈外动脉、锁骨下动脉的主要分支，腋动脉、肱动脉、桡动脉和尺动脉的走行，主动脉胸部、主动脉腹部的主要分支的名称及主要脏支的分布范围；髂总动脉、髂内动脉和髂外动脉的走行，股动脉、腘动脉、胫后动脉、胫前动脉和足背动脉走行。

二、实验材料

心脏标本和模型、心的传导系统模型、主动脉标本、头颈部动脉标本、上下肢动脉标本、胸腹盆部动脉标本、整尸标本和人体半身模型、中国数字人系统。

三、实验观察内容

1. 心脏

心脏的位置和外形：心尖、心底、胸肋面、膈面、心右缘、心左缘、心下缘、冠状沟、前室间沟、后室间沟。

心腔结构：右心房：右心耳、上腔静脉口、下腔静脉口、冠状窦口、右房室口、卵圆窝。右心室：右房室口、三尖瓣、腱索、乳头肌、动脉圆锥、肺动脉口、肺动脉瓣。左心房：左心耳、左房室口、肺静脉口。左心室：左房室口、二尖瓣、腱索、乳头肌、主动脉前庭、主动脉口、主动脉瓣。

心脏传导系统：窦房结、房室结、房室束的位置。

心的血管：动脉：左冠状动脉、前室间支、旋支、右冠状动脉。静脉：心大静脉、心中静脉、心小静脉、冠状窦的位置及注入部位。心包：纤维心包，浆膜心包（壁层、脏层和心包腔）。

2. 肺循环的血管

肺循环的血管：肺动脉干以及动脉韧带、左肺动脉、右肺动脉、肺静脉。

3. 全身动脉

主动脉的走行位置及分部：主动脉升部、主动脉弓、主动脉胸部和主动脉腹部，主动脉弓的分支：头臂干、左颈总动脉、左锁骨下动脉。

头颈部的动脉：颈总动脉、颈内动脉、颈外动脉、甲状腺上动脉、面动脉、舌动脉、上颌动脉、颞浅动脉、锁骨下动脉、椎动脉、胸廓内动脉、甲状颈干、颈动脉窦、颈动脉小球。

上肢的动脉：腋动脉、肱动脉、尺动脉、桡动脉、掌浅弓、掌深弓、指掌侧总动脉、指掌侧固有动脉。

胸部的动脉：支气管动脉、食管动脉、肋间后动脉、肋下动脉。

腹盆部的动脉：腹腔干、肠系统膜上动脉、肠系统膜下动脉、肾上腺中动脉、肾动脉、睾丸动脉或卵巢动脉、髂总动脉、髂内动脉、髂外动脉、阴部内动脉、腹壁下动脉。

下肢的动脉：股动脉、腘动脉、胫后动脉、胫前动脉、足背动脉、足底内侧动脉、足底外侧动脉。

【思考题】

1. 简述循环系统的组成。
2. 简述心的位置和外形。
3. 简述主动脉的走行与分支。
4. 简述全身主动动脉名称及分段。

第二节　循环系统实验（二）

一、实验目的

掌握上腔静脉、头臂静脉、颈内静脉、锁骨下静脉、颈外静脉、头静脉、贵要静脉、肘正中静脉的起始位置和注入部位；熟悉静脉角、腔静脉、髂总静脉、髂内静脉、髂外静脉、肾静脉、大隐静脉、小隐静脉、门静脉、肠系统膜上静脉、脾静脉的起始位置和注入部位；门静脉侧支循环途径，胸导管、右淋巴导管的注入部位，腋淋巴结群和腹股沟淋巴结群的位置，脾的位置和形态结构。

二、实验材料

头颈部静脉模型、胸腹盆部静脉标本、上下肢静脉标本、全身浅静脉模型、门静脉侧支循环模型，胸导管、右淋巴导管标本和模型，腋淋巴结群、腹股沟淋巴结群标本和模型，脾的标本和模型，中国数字人系统。

三、实验观察内容

上腔静脉系统：上腔静脉、头臂静脉、静脉角、颈内静脉、面静脉、下颌后静脉、颞浅静脉、上颌静脉、颈外静脉、锁骨下静脉、手背静脉网、头静脉、贵要静脉、肘正中静脉、奇静脉、食管静脉丛、食管静脉、胸廓内静脉。

下腔静脉系统：下腔静脉、髂总静脉、髂内静脉、髂外静脉、足背静脉弓、大隐静脉、小隐静脉、腹壁上静脉、腹壁下静脉、胸腹壁静脉、腹壁浅静脉、睾丸静脉或卵巢静脉、肾静脉、肾上腺静脉、肝静脉、门静脉、肠系统膜上静脉、脾静脉、肠系统膜下静脉、胃左静脉、附脐静脉、脐周静脉网、直肠静脉丛、直肠上静脉、直肠下静脉。

淋巴系统、淋巴结、淋巴管、淋巴干（颈干、锁骨下干、支气管纵隔干、腰干、肠干）、胸导管、乳糜池、右淋巴导管、腋淋巴结群、腹股沟淋巴结群。脾：脾门、脾切迹。

【思考题】

1. 简述上腔静脉系的组成。
2. 简述下腔静脉系的组成。
3. 简述肝门静脉的特点与侧支循环。

第六章　内分泌系统和感觉器 ▷▷▷▷

第一节　内分泌系统

一、实验目的

掌握内分泌名称甲状腺、肾上腺、垂体的位置和形态结构；熟悉松果体和胸腺的位置和形态结构。

二、实验材料

甲状腺、甲状旁腺、肾上腺、垂体、松果体和胸腺的标本和模型，中国数字人系统。

三、实验观察内容

1. 甲状腺、甲状旁腺、肾上腺的位置和形态结构。
2. 垂体、松果体和胸腺的位置和形态结构。

【思考题】

内分泌系统由哪些器官组成?

第二节　感觉器

一、实验目的

掌握眼球壁的层次，各层的分部及主要形态结构，外耳的分部，鼓膜的位置、形态和分部，中耳的位置、分部，听小骨的名称和排列，内耳的位置、组成及形态结构；熟悉房水、晶状体、玻璃体的位置，结膜的分部和泪器的组成。

二、实验材料

眼球、眼副器标本和模型，前庭蜗器标本和模型，内耳模型，中国数字人系统。

三、实验观察内容

1. 眼球和眼副器

眼球壁的层次、眼球纤维膜、眼球血管膜和视网膜。

纤维膜的分部和形态结构、角膜、巩膜；巩膜静脉窦。

血管膜的分部和主要形态结构：虹膜、睫状体和脉络膜；瞳孔、瞳孔括约肌、瞳孔开大肌、睫状肌、睫状小带。

视网膜的分部以及主要形态结构：虹膜部、睫状体部和视部；视神经盘（视神经乳头）、黄斑、中央凹。

眼球内容物及其有关结构：房水、晶状体、玻璃体、眼球前房、眼球后房、虹膜角膜角隙。

睑：上睑、下睑、睑裂、内眦、外眦。

结膜：球结膜、睑结膜、结膜穹隆（结膜上穹、结膜下穹、结膜囊）。

泪器：泪腺；泪道：泪点、泪小管、泪囊、鼻泪管。

眼球外肌：上直肌、下直肌、内直肌、外直肌、上斜肌、下斜肌、提上睑肌。

2. 前庭蜗器

外耳：耳郭、外耳道和鼓膜。

鼓膜：紧张部、松弛部、鼓膜脐、光锥。

中耳：鼓室、咽鼓管和乳突小房。

鼓室的形态结构及其内容物：鼓膜壁、迷路壁（岬、前庭窗、蜗窗）；锤骨、砧骨和镫骨。

咽鼓管和乳突小房的位置。

内耳：骨迷路、膜迷路。

骨迷路：骨半规管、前庭和耳蜗、骨壶腹、蜗螺旋管、骨螺旋板、前庭阶、鼓阶。

膜迷路：膜半规管、椭圆囊、球囊、蜗管、膜壶腹、壶腹嵴、椭圆囊斑、球囊斑、基底膜、螺旋器。

【思考题】

1. 眼球由哪些结构组成？
2. 前庭蜗器由哪些结构组成？

第七章　神经系统 ▷▷▷▷

第一节　神经系统实验（一）

一、实验目的

掌握神经系常用术语；熟悉脊髓的位置、外形和内部结构，脊神经颈、臂、腰、骶丛的位置及各丛主要分支的走行位置和分布；膈神经、尺神经、正中神经、肌皮神经、桡神经、腋神经、股神经、坐骨神经、胫神经、腓总神经、腓浅神经、腓深神经。

二、实验材料

脑和脊髓全貌标本、脑和脊髓水平切面标本、脊髓模型、整尸标本和上下肢神经标本、中国数字人系统、中国数字人系统。

三、实验观察内容

中枢神经系统和周围神经系统、脑和脊髓、脑神经和脊神经、躯体神经和内脏神经、灰质、白质、神经核、神经节、纤维束、神经。

脊髓的位置和外形：前正中裂、后正中沟、前外侧沟、后外侧沟、颈膨大、腰骶膨大、脊髓圆锥、终丝、前根、后根、脊神经、脊神经节、马尾、背髓节段。

脊髓内部结构：灰质：灰质连合、前角（柱）、后角（柱）、侧角（柱）、中央管；白质：前索、外侧索、后索、白质前连合、薄束、楔束、脊髓丘脑前束、脊髓丘脑侧束、皮质脊髓侧束、皮质脊髓前束。

脊神经；颈丛：组成、位置，内侧束、外侧束、后束、尺神经、正中神经、肌皮神经、桡神经、腋神经。

胸神经前支、肋间神经、肋下神经。

腰丛：组成、位置，股神经、隐神经。

骶丛：组成、位置，坐骨神经、胫神经、腓总神经、腓浅神经、腓深神经。

【思考题】

1.简述脊神经丛的名称及其主要分支。

2. 简述中枢神经系统包括哪些部分。

第二节　神经系统实验（二）

一、实验目的

掌握脑的位置和分部；熟悉脑干的位置、分部和主要形态结构，小脑的位置和主要形态结构，间脑的位置和分部，大脑半球的外形、分叶、主要沟回和主要内部结构。

二、实验材料

脑干标本和模型、脑干神经核团模型、全脑标本和模型、各种切面的脑标本、中国数字人系统

三、实验观察内容

1. 脑的位置和分部

延髓、脑桥、中脑、间脑、小脑、端脑。

2. 脑干的位置和分部

脑干的外形：延髓——前正中裂、锥体、锥体交叉、薄束结节、楔束结节、小脑下脚；脑桥——基底沟、小脑中脚、菱形窝（第四脑室底）；中脑——大脑脚、脚间窝、上丘、下丘、四叠体、小脑上脚。

脑干内部结构：脑神经核——动眼神经核、三叉神经运动核、面神经核、疑核、舌下神经核、动眼神经副核、迷走神经背核、孤束核、三叉神经感觉核；非脑神经核——薄束核、楔束核、黑质、红核；脑干的纤维束——锥体束、内侧丘系、脊髓丘系、三叉丘系、脑干网状结构

小脑位置和外形：小脑蚓、小脑半球、小脑扁桃体；小脑内部结构：齿状核。

间脑位置和分部：背侧丘脑、后丘脑、下丘脑；第三脑室的位置；背侧丘脑；后丘脑：外侧膝状体、内侧膝状体；下丘脑、视交叉、视束、漏斗。

大脑半球：大脑纵裂、胼胝体、沟、回。

大脑半球的外形：三个面——上外侧面、内侧面、下面或底面；五叶——额叶、顶叶、枕叶、颞叶和岛叶；主要的沟回——中央沟、外侧沟、顶枕沟、中央前沟、中央前回、中央后沟、中央后回、额下回、颞横回、中央旁小叶、距状沟、海马旁回、钩、扣带沟、扣带回、边缘叶。

大脑半球内部结构：大脑皮质及其功能定位——躯体运动中枢、躯体感觉中枢、视觉中枢、听觉中枢、运动性语言中枢（说话中枢）；基底核——尾状核、豆状核（壳和苍白球）；大脑白质——联络纤维、连合纤维、投射纤维（内囊的位置、分部——内囊前脚、内囊后脚、内囊膝）。

【思考题】

1. 脑干的位置与分部。
2. 大脑半球的位置、分叶及表面主要的沟回有哪些？

第三节　神经系统实验（三）

一、实验目的

掌握脑神经的名称、顺序和第 2、3、5、7、10、12 对脑神经的分布概况，以及第 5、10 对脑神经的主要分支及其分布；熟悉躯干四肢意识性本体感觉传导路和浅感觉传导路，视觉传导路，皮质脊髓束和皮质脑干束传导路。

二、实验材料

脑神经标本和模型、传导路模型、中国数字人系统。

三、实验观察内容

1. 脑神经的名称和顺序

动眼神经的分布概况；滑车神经的支配对象。

三叉神经：三叉神经节；三大分支：眼神经、上颌神经和下颌神经及分布概况。

展神经的支配对象；面神经的分布概况；舌咽神经的分布概况。

迷走神经：走行位置、主要分支：喉上神经、喉返神经；副神经的支配对象；舌下神经的支配对象。

2. 脑和脊髓的传导通路

躯干四肢意识性本体感觉传导路：感受器的位置、三级神经元胞体所在部位、传导途径中各纤维束的名称、交叉部位、中枢投射定位。

躯干四肢浅感觉传导路：同上；视觉传导路：同上。

皮质脊髓束传导路、中枢起始部位、传导束经过的主要部位、交叉部位、交换神经元部位、传导终止部位。

皮质脑干束传导路：中枢起始部位、传导束经过的主要部位、对脑神经躯体运动核的支配概况、传导终止部位。

【思考题】

简述十二对脑神经的名称。

第四节　神经系统实验（四）

一、实验目的

掌握交感神经低级中枢所在部位、交感神经节的位置、交感干的组成和位置；熟悉脑和脊髓被膜的层次和三层被膜形成的主要结构，脑室、室间孔、中脑水管的位置，颈内动脉和椎动脉的颅内主要分支及大脑动脉环的组成。

二、实验材料

内脏神经系标本和模型、脑和脊髓玻膜标本和模型、脑室标本和模型、脑血管标本和模型、中国数字人系统。

三、实验观察内容

1. 内脏运动神经

交感神经：低级中枢所在部位、交感神经节的名称和位置（椎旁神经节、椎前神经节）、交感干的组成和位置、交感干与脊神经的联系（白交通支、灰交通支）；副交感神经：低级中枢所在部位。

2. 脑和脊髓被膜

硬膜：硬脊膜以及硬膜外腔；硬脑膜及其形成的结构大脑镰，小脑幕，小脑幕切迹，硬脑膜窦（上矢状窦，横窦、乙状窦、海绵窦）；蛛网膜：蛛网膜下腔、蛛网膜下池（终池、小脑延髓池）、蛛网膜粒；软膜：软脊膜、软脑膜及脉络丛。

3. 脑室和脑脊液

侧脑室位置和分部（中央部、前角、后角、下角）；第三脑室位置、室间孔和中脑水管的位置；第四脑室位置、第四脑室正中孔和外侧孔。

4. 脑和脊髓血管

脑的动脉：颈内动脉：眼动脉、大脑前动脉、大脑中动脉、后交通动脉；椎动脉：基底动脉、大脑后动脉。

大脑动脉环的位置及组成：前交通动脉、大脑前动脉、颈内动脉、后交通动脉、大脑后动脉。

【思考题】

1. 简述脑脊液的循环路径。
2. 简述大脑动脉环的组成。
3. 简述内脏神经的特点。

第八章　家兔肝脏铸型标准的制作 ▷▷▷▷

第一节　家兔肝脏血管的灌注

一、实验目的

掌握铸型标本的制作原理；了解不同填充剂的优缺点。

二、实验原理

1. 自凝牙托水和自凝牙托粉混合液具有在室温自凝的特性。
2. 邻苯二甲酸二丁酯是增塑剂，能增加自凝牙托材料的柔韧性。
3. 乙酸乙酯是有机溶剂，对自凝牙托材料具有稀释作用，可有助延长灌注时间。

三、实验材料

实验用家兔、自凝牙托粉、5% 枸橼酸钠生理盐水溶液、油画颜料（红、蓝）、乙酸乙酯、邻苯二甲酸二丁酯、剪刀、注射器、天平、玻璃棒、烧杯等。

四、实验步骤

1. 取材

家兔称重后，沿耳缘静脉注入 20% 乌拉坦溶液（5mL/kg），待家兔麻醉后仰卧位固定于手术台上。从家兔胸骨剑突下沿腹正中线行长约 1cm 的切口，打开腹腔，然后沿胸骨正中线向上纵行剪开胸骨至颈静脉切迹下方。用止血钳扩开胸骨并暴露肝脏，游离肝脏，在游离肝脏时保留一定长度的肝固有动脉、肝静脉和门静脉。首先清理肝脏门区的疏松组织和脂肪，暴露出肝脏门静脉、肝固有动脉和肝静脉 1cm 以上。将分离出的肝固有动脉、肝脏门静脉和肝静脉分别套上相应粗细的短玻璃管（长 5cm 左右）两端均预先烧制一细颈，玻璃管另一端套上适合的乳胶管，玻璃管两端均用粗棉线扎紧，用 5% 枸橼酸钠生理盐水溶液冲洗动静脉管腔，直到流出清澈液体。

2. 配制填充剂

用天平称取自凝牙托粉 100mg；加乙酸乙酯 5mL，可延缓凝固时间 20 分钟，有利于灌注；加邻苯二甲酸二丁酯 40mL，可增加铸型标本的韧性，防止标本脆裂；油画颜料。

3. 填冲剂的灌注

用注射器抽取配制好的填充剂，排净空气，注入肝固有动脉连接好的塑料插管，缓慢推动活塞使填充剂注入肝固有动脉，如此重复进行。直到连接插管的针管鼓起即可用止血钳夹住靠近注射器一端的塑料管。在灌注过程中仔细观察肝脏末端血管颜色的变化。完成肝脏动脉的灌注后，同上方法灌注肝脏静脉。

五、实验结果

1. 家兔肝脏血管灌满填充剂后，肝脏略显肿胀。
2. 表面有颜料液体从毛细血管渗出。

六、注意事项

1. 插管是灌注成败的关键因素，插管的关键点是除结扎牢固外，还不能损伤血管，一旦损伤，灌注时很容易溢漏。
2. 灌注量和压力宜小。一般来说，家兔内脏器官质地较软，管道行程短，故灌注压力宜小。如果灌注时连接插管的针管鼓起或在肝脏表面有铸型剂渗出，表明压力和灌注量均已足够，应立即停止灌注。

【思考题】

1. 简述铸型标本的特点。
2. 简述分析自凝牙托粉作为灌注材料的优缺点。

第二节　灌注后标本的腐蚀、冲洗、修饰和封装

一、实验目的

掌握不同腐蚀剂的作用机理和优缺点；了解铸型标本的保存方法。

二、实验原理

1. 浓盐酸具有腐蚀肝脏组织的功能。
2. 自凝牙托材料凝固后具有耐腐蚀的特性。

三、实验材料

25% 浓盐酸、有机玻璃板、镊子、有机玻璃盒、5% 甲醛溶液等。

四、实验步骤

1. 腐蚀

将灌注好的标本放入清水中静置 2 天，待填充剂充分凝固后将标本浸泡在浓盐酸中 1～2 天进行腐蚀。腐蚀时为保持家兔肝脏形态可将标本放在有机玻璃板面上，用塑料绳将标本固定在有机玻璃板上，使标本悬浮并完全浸没于盐酸溶液。

2. 冲洗

当家兔大部分肝脏组织均已腐烂时，即可冲洗。对未腐烂彻底的部位，进行更换浓盐酸、浸泡腐蚀、再冲洗的步骤。

3. 修饰

对于表面破损处的凝块，常在腐蚀前用止血钳或镊子细心摘除。为了提高标本的实用性，可适当地剪除一些细小的分枝和较密集的部分，以显露主干分枝。

4. 封装

将制作好的铸型标本用有机玻璃盒保存在装有 5% 甲醛配以 1% 甘油的溶液中。

五、实验结果

1. 肝脏组织溶解于浓硫酸溶液。
2. 形成家兔肝脏血管的全貌。

六、注意事项

1. 腐蚀过程中不得随意翻动标本，以防扯断关节附近的铸型枝。若局部仅有少许软组织尚未被腐蚀，可结合局部腐蚀法。

2. 冲洗时应根据标本铸型的粗细程度调节水压，控制水柱从垂直方向射向器官表面。使已腐蚀的组织易于冲掉而又不损坏铸型，腐蚀冲洗交替进行，直至显示干净、充分的标本铸型。

【思考题】

简述铸型标本的制作全过程。

第三部分　微生物与免疫学

微生物与免疫学实验技术和方法是微生物与免疫学建立和发展的基础，为整个生命科学技术的发展做出了积极而重要的贡献。随着分子生物学的诞生及其技术的应用，各学科的交叉和渗透，极大地丰富了微生物与免疫学实验技术的内容，并将其推向一个崭新的发展阶段。而且微生物与免疫学实验技术也已广泛地渗透到现代生命科学的各分支领域，尤其在疾病诊疗、流行病监测、指导临床合理使用抗生素、药品开发等方面，不断发挥着它独特的作用。

第九章　细菌的形态结构观察 ▷▷▷▷

第一节　革兰染色法

一、实验目的

掌握革兰染色的操作方法；认识并熟悉细菌的基本形态；了解显微镜油镜的使用和保护。

二、实验原理

通过结晶紫初染和碘液媒染后，在细胞壁内形成了不溶于水的结晶紫与碘的复合物，革兰氏阳性菌由于其细胞壁较厚、肽聚糖网层次较多且交联致密，故遇乙醇或丙酮脱色处理时，因失水反而使网孔缩小，再加上它不含类脂，故乙醇处理不会出现缝隙，因此能把结晶紫与碘复合物牢牢留在壁内，使其仍呈紫色；而革兰阴性菌因其细胞壁薄、外膜层类脂含量高、肽聚糖层薄且交联度差，在遇脱色剂后，以类脂为主的外膜迅速溶解，薄而松散的肽聚糖网不能阻挡结晶紫与碘复合物的溶出，因此通过乙醇脱色后仍呈无色，再经沙黄等红色染料复染，就使革兰阴性菌呈红色。

三、实验材料

菌液或细菌斜面培养物、生理盐水、载玻片、接种环、酒精灯、火柴、吸水纸、革兰染色液、显微镜等。

四、实验步骤

1. 细菌涂片标本的制备（制片）

（1）涂片　取干净载玻片一张，无菌操作用接种环加 1～2 环生理盐水于载玻片上，用接种环以无菌操作取菌苔少许与玻片上的生理盐水混匀，制成涂片（若采用液体培养物可不加生理盐水，直接取 1～2 环菌液即可），涂片应薄而均匀。接种环取菌后，必须再行火焰灭菌后才能放回原处。

（2）干燥　涂片最好是在室温中自然干燥，必要时也可放置离火焰约半尺高处缓慢烘干，切勿过热将涂膜烤焦，影响染色效果。

（3）固定　将干燥后的标本片涂膜向上，手持玻片的一端，在酒精灯火焰上缓慢来回通过三次，然后使其自然冷却。固定的目的在于通过高温杀死细菌，并使细菌固定玻片上，以免染色时脱落；固定又可使细菌蛋白凝固，易于着色。

2. 染色

（1）结晶紫初染　在已经固定好并已冷却了的涂片上滴加结晶紫，染液量以能覆盖住涂抹面即可，染 1 分钟后，用细水流从玻片的一端把游离的染液洗去。

（2）卢戈碘液媒染　滴加卢戈碘液覆盖，约 1 分钟后，轻轻用水冲洗。碘液是媒染剂，能使染料和革兰阳性菌结合得更牢固，但对革兰阴性菌则无此作用。

（3）酒精脱色　滴加 95% 酒精数滴覆盖标本，并前后摇动玻片，在此过程中可见紫色随酒精脱下。如脱色未完全而酒精已流失，可再加数滴，直到涂抹面无紫色脱下为止（需 30～60 秒，视涂抹面的厚薄而不同）立即水洗。

（4）复红复染　滴加石炭酸稀释复红复染 30～60 秒后，水洗，用吸水纸吸去玻片上残留的水分。

3. 镜检

用油镜观察染好的标本片。

五、实验结果

菌体呈紫色者称为革兰阳性菌；菌体呈红色者称为革兰阴性菌。

六、注意事项

1. 选用活跃生长期菌种染色，培养的兰氏阳性细菌会被染成红色而造成假阴性。

2. 涂片不宜过厚，避免脱色不完全造成假阳性。

3. 脱色是革兰氏染色是否成功的关键，脱色不够易造成假阳性，脱色过度易造成假阴性。

【思考题】

1. 使用油镜时需要注意哪些事项?
2. 通过革兰染色实验,你认为有哪些原因可能导致染色结果不正确?

第二节　抗酸染色法

一、实验目的

掌握抗酸染色的操作方法;熟悉分枝杆菌的形态;学会显微镜油镜的使用和保护。

二、实验原理

分枝杆菌的细胞壁内含有大量的脂质包围在肽聚糖的外面,一般水溶性染料不易进入,所以分枝杆菌一般不易着色且一旦染色后不易脱色。因分枝菌酸与染料结合后,很难被酸性脱色剂脱色,故分枝杆菌又称抗酸杆菌。

三、实验材料

抗酸染色液、卡介苗菌液或结核患者痰液、载玻片、玻片夹、接种环、酒精灯、火柴、吸水纸、显微镜等。

四、实验步骤

1. 用灭菌的接种环挑取标本涂于洁净的玻片上(略厚),自然干燥后通过火焰固定。
2. 用玻片夹夹住涂片,滴加石炭酸复红染液,以微火加热保持染液冒蒸汽,切勿煮沸、烧干,染液将要干时随即添加,如此维持 5 分钟。
3. 待标本片冷却后再水洗。
4. 滴加 3% 盐酸酒精脱色,脱色时轻轻摇晃玻片,直至涂片上几乎无红色为止。
5. 水洗后以碱性染料美蓝复染 1 分钟,水洗。
6. 用吸水纸印干,油镜检查。

五、实验结果

抗酸染色染成红色的细菌称为抗酸菌,染成蓝色的细菌称为非抗酸菌。

六、注意事项

1. 注意无菌操作。
2. 涂片厚薄要适中。
3. 初染加热时,染液勿沸腾和烧干。

【思考题】

1. 分枝杆菌的形态特点？
2. 为何分枝杆菌又称抗酸杆菌？
3. 抗酸染色实验中的操作难点是什么，对实验结果的影响如何？

第十章　微生物控制 ▷▷▷▷

第一节　高压蒸汽灭菌法

一、实验目的

掌握高压蒸汽灭菌法的基本原理；熟悉高压蒸汽灭菌器的使用及灭菌效果的检查。

二、实验原理

高压蒸气灭菌法是一种迅速而有效的灭菌方法。使用高压蒸气灭菌器，利用加热产生蒸汽，随着蒸汽压力不断增加，温度随之升高，通常压力在 103.4kPa 时，器内温度可达 121.3℃，维持 15～30 分钟，可杀灭包括芽孢在内的所有微生物。此法常用于一般培养基、生理盐水、手术器械及敷料等耐湿和耐高温物品的灭菌。

三、实验材料

营养肉汤培养基、手提式高压蒸汽灭菌器、恒温培养箱等。

四、实验步骤

1. 准备

往高压灭菌器内加入适量水，然后放入待灭菌的培养基。盖上盖子并对称扭紧，使其均匀密闭。

2. 灭菌

打开电源开始加热，同时打开盖子上的排气阀。待灭菌器内冷空气全部排出后关闭排气阀。继续加热至灭菌器内压力为 1.05kg/cm² 或温度为 121℃，维持 20～30 分钟。灭菌时间到达后，关闭电源，停止加热，待压力自行下降至零，徐徐打开排气阀排尽余气，打开盖子，取出培养基。

3. 灭菌效果检定

将上述经灭菌的培养基置于 37℃恒温培养箱中培养 24 小时后，观察结果。

五、实验结果

若培养基澄清透明，说明已达到灭菌效果；若培养基内出现浑浊、沉淀悬浮物等带菌生长现象，说明灭菌不彻底。

六、注意事项

1. 注意高压灭菌器内水位的情况。
2. 要对称扭紧盖子。

【思考题】

1. 简述高压蒸汽灭菌法的原理。
2. 含血清的培养基使用前可以使用高压蒸汽灭菌法吗？

第二节　紫外线杀菌法

一、实验目的

通过实验掌握紫外线杀菌原理；熟悉其适用范围和杀菌效果。

二、实验原理

紫外线主要是通过对微生物（细菌、病毒、芽孢等病原体）的辐射损伤和破坏核酸的功能使微生物致死，从而达到消毒的目的。紫外线波长在 240～280nm 范围内最具杀伤力，容易破坏微生物中核酸的分子结构，导致键和链的断裂、股间交联和形成光化产物等，从而改变了核酸的生物活性，使微生物自身不能复制造成细胞死亡，达到杀菌消毒的效果。

三、实验材料

普通琼脂平板、大肠埃希菌菌液、金黄色葡萄球菌菌液、紫外灯、无菌棉签、恒温培养箱等。

四、实验步骤

1. 接种

分别用无菌棉签蘸取大肠埃希杆菌或金黄色葡萄球菌菌液，密集涂抹接种于普通琼脂平板表面。

2. 紫外线照射

将已接种的平板置于紫外灯管下 30～50cm 处，将平皿盖揭开一半，打开紫外灯照射 30 分钟。

3. 观察结果

培养基照射完毕盖上皿盖，置于 37℃ 恒温培养箱中培养 24 小时，观察实验结果。

五、实验结果

未受紫外线照射的区域（即平皿盖盖住的区域）有细菌生长；受紫外线照射的区域（即暴露于紫外灯下的区域）无菌生长或仅有少量菌落。

六、注意事项

1. 紫外灯照射时间要在 30 分钟以上。
2. 紫外灯照射时，平皿盖要半开半盖。

【思考题】

1. 简述紫外线杀菌有何作用特点。
2. 简述紫外线是否可以用于培养基灭菌。

第三节　消毒剂杀菌法

一、实验目的

通过实验加深理解并熟悉消毒剂的杀菌原理和影响杀菌效果因素；了解不同消毒剂杀菌效果的差异。

二、实验原理

消毒剂的杀菌原理主要是使菌体蛋白质凝固变性，干扰病原体的重要酶系统，使酶失去活性，影响菌体代谢，破坏细胞膜。

三、实验材料

普通琼脂平板、菌种（大肠埃希菌菌液、金黄色葡萄球菌菌液）、化学消毒剂（福尔马林、0.25% 新洁尔灭、75% 乙醇、5.0g/L 碘伏消毒液等）、直径 0.6cm 无菌圆形滤纸片、金属镊子、无菌棉签等。

四、实验步骤

1. 接种

分别用无菌棉签蘸取大肠埃希菌或金黄色葡萄球菌菌液，密集涂抹接种于普通琼脂平板表面。

2. 贴消毒剂纸片

金属镊子烧灼灭菌后夹取浸有上述消毒剂的纸片，逐一贴于平板表面，各纸片之间的距离约为 2.5cm。

3. 培养

将上述平板置 37℃恒温培养箱中培养 18 ～ 24 小时，观察结果。

五、实验结果

取出平板，观察纸片周围细菌生长现象。若消毒剂有杀菌作用，在纸片周围形成抑菌圈，抑菌圈的直径与消毒剂杀菌作用成正相关。分别测出抑菌圈直径，并比较各种消毒剂的杀菌效果。

六、注意事项

1. 贴消毒剂纸片时，培养基不要开启得过大。
2. 纸片之间要间隔一定的距离。

【思考题】

1. 若消毒剂有杀菌作用，为什么在纸片周围可形成抑菌圈？
2. 试比较不同消毒剂杀菌作用的强弱差异。

第四节　药敏试验

一、实验目的

掌握药敏试验 K–B 法的操作与结果观察；熟悉实验原理。

二、实验原理

药敏试验是将含有定量抗菌药物的滤纸片贴在已接种了测试菌的琼脂表面上，纸片中的药物在琼脂中扩散，随着扩散距离的增加，抗菌药物的浓度呈对数减少，从而在纸片的周围形成浓度梯度。同时，纸片周围抑菌浓度范围内的菌株不能生长，而抑菌范围外的菌株可以生长，从而在纸片的周围形成透明的抑菌圈，不同的抑菌药物的抑菌圈直径因受药物在琼脂中扩散速度的影响而可能不同。抑菌圈的大小可以反映测试菌对药物的敏感程度，并与该药物对测试菌的 MIC 呈负相关。

三、实验材料

普通琼脂平板、大肠埃希菌菌液、金黄色葡萄球菌菌液、抗菌药敏纸片、无菌棉签、金属镊子、游标卡尺等。

四、实验步骤

1. 接种

分别用无菌棉签蘸取大肠埃希菌或金黄色葡萄球菌菌液，密集涂抹接种于普通琼脂平板表。

2. 贴抗菌药物纸片

镊子烧灼灭菌后，夹取待试验的抗菌药物纸片，贴于已接种过试验菌的平板培养基表面。注意纸片贴后不应再移动，纸片间距不小于 24mm，纸片中心距平板边缘不小于 15mm。

3. 培养

将上述平板置 37℃恒温培养箱中培养 18 ～ 24 小时，观察结果。

五、实验结果

观察平板上纸片周围有无抑菌圈，抑菌圈的边缘以肉眼见不到明显的细菌生长现象为限。从平板背面用游标卡尺或毫米尺量取抑菌圈直径，参照药敏试验结果解释标准表判读结果，按敏感（S）、中敏（I）、耐药（R）三级结果加以报告。

六、注意事项

1. 贴抗菌药敏纸片时，培养基不要开启的过大。
2. 抗菌药敏纸片之间要间隔一定的距离。

【思考题】

为什么药敏试验纸片扩散法（K–B 法）不宜采取用于细菌分离的平板连续划线法？

第十一章　细菌的人工培养 ▷▷▷▷

第一节　液体培养基接种

一、实验目的

掌握液体培养基接种技术；了解细菌在液体培养基中的生长现象及其实践意义。

二、实验材料

菌种（大肠杆菌斜面培养物）、培养基（肉汤管培养基）、接种环、酒精灯、恒温培养箱等。

三、实验步骤

用灭菌过的接种环蘸取少量细菌，伸入肉汤管中，将接种环在接近液面的管壁上轻轻研磨数次。将接种环小心取出，灭菌后放回原处，肉汤管塞回棉塞，稍稍倾斜晃动试管，将管壁上细菌溶入肉汤中。置37℃恒温培养箱培养18～24小时后观察结果。

四、实验结果

液体培养基中的生长情况：未接种细菌的肉汤培养基清亮透明，没有沉淀物，种入细菌后经一定时间恒温培养，细菌在肉汤中生长繁殖后出现下列生长现象。

1. 混浊生长

液体均匀混浊，如大肠杆菌培养物。

2. 表面生长

液体较澄清，表面有一薄层菌膜，如枯草杆菌培养物（培养48～72小时）。

3. 沉淀生长

液体先经一个短时间混浊生长后，逐渐变清，底部有沉淀物出现，如链球菌24小时培养物。

五、注意事项

接种时，将蘸取细菌的接种环在接近液面的管壁上轻轻研磨数次。

【思考题】

描述液体培养基中细菌的生长现象。

第二节　半固体培养基接种

一、实验目的

掌握半固体培养基接种技术；了解细菌在半固体培养基中的生长现象及其实践意义。

二、实验材料

菌种（大肠杆菌斜面培养物）、培养基（半固体）、接种针、酒精灯、恒温培养箱等。

三、实验步骤

左手握住菌种管及待接种半固体，右手持接种针，烧灼灭菌接种针，冷却后蘸取少量细菌，垂直插入半固体中心（针头到距管底部0.5cm处即可），然后顺原路退回接种针，烧灼接种针灭菌后放回原处。置37℃恒温培养箱培养18～24小时后观察结果。

四、实验结果

有动力的细菌呈扩散性生长，无动力的细菌仅能沿穿刺线生长。

五、注意事项

接种时，接种针垂直插入半固体中心，不能刺入管底。

【思考题】

如何利用半固体培养基判定细菌有无动力？

第三节　固体培养基接种

一、斜面接种法

（一）实验目的

掌握固体斜面培养基接种技术；了解细菌在固体斜面培养基中的生长现象及其实践

意义。

（二）实验材料

菌种（大肠杆菌培养物）、培养基（琼脂斜面）、接种环、酒精灯、恒温培养箱等。

（三）实验步骤

1. 左手握住菌种管及待接种斜面下端，斜面朝上。
2. 右手握住接种环烧灼接种环灭菌。
3. 以右手小指、手掌及环指顺次夹住并拔出两管棉塞（棉塞下端不得与任何物体接触），将试管口通过火焰2～3次灭菌。
4. 用接种环从菌种管中蘸取少量细菌，伸入待接种管中，先在培养基表面从下而上划一条线，然后自下而上蛇形划线（不要划破琼脂表面，蘸菌接种环出入试管时不得与试管口碰触）。
5. 将试管口通过火焰2～3次灭菌，塞上棉塞，烧灼接种环灭菌。37℃恒温培养箱培养18～24小时后观察结果。

（四）实验结果

在斜面培养基上一般形成菌苔。

（五）注意事项

接种时，不要划破琼脂表面，蘸菌接种环出入试管时不得与试管口碰触。

【思考题】

简述斜面接种法无菌操作的注意事项。

二、分区划线法

（一）实验目的

掌握固体平板培养基接种技术；熟悉细菌在固体平板培养基中的生长现象；了解固体平板培养基接种技术的实践意义。

（二）实验材料

菌种（大肠杆菌培养物）、培养基（琼脂平板）、接种环、酒精灯、恒温培养箱等。

（三）实验步骤

1. 用无菌接种环，在无菌操作条件下蘸取少量标本。

2. 左手斜执平板，用手指将平板盖略开，右手将蘸有标本的接种环伸入盖内，在平板 1/4 处用腕力轻轻快速划线，划满平板 1/4 处后，将平板旋转 90°左右，烧灼接种环灭菌，冷却后通过第一次划线区 2 ~ 3 次，划另一 1/4 处，再烧灼接种环，旋转平板 90°左右，待接种环冷却后按原法划线，直到划满平板为止（后一次划线不得与第一次划线接触，所划线条不得重叠，不得划破琼脂表面）。

3. 划线完毕将接种环灭菌后放回原处，然后盖上平板盖，并在平板底部（或贴标签）注明接种日期，材料名称等。置 37℃恒温培养箱培养 18 ~ 24 小时。

（四）实验结果

在平板培养基上，可通过分离培养形成单个菌落获得纯培养。不同细菌菌落的大小、表面特征、透明度、颜色、湿度及边缘是否整齐等方面都有差异，有助于细菌的鉴别。

（五）注意事项

1. 接种时，划线条不得重叠，不得划破琼脂表面。
2. 最后一次划线不得与第一次划线相接触。

【思考题】

1. 如何识别琼脂平板培养基上长出的菌落是从标本接种上去的，还是操作中污染的杂菌？
2. 菌落有助于细菌的鉴别吗？请举例说明。

第十二章　细菌生化鉴定实验 ▷▷▷

第一节　糖发酵实验

一、实验目的

掌握糖发酵实验的实验原理及熟悉接种技术。

二、实验原理

不同细菌具有不同的酶系，绝大多数细菌都能利用糖类作为碳源，但是它们在分解糖类物质的能力上有很大的差异。有些细菌能分解某种糖产生有机酸（如乳酸、醋酸、丙酸等）和气体（如氢气、甲烷、二氧化碳等），有些细菌只产酸不产气。

三、实验材料

菌种（大肠杆菌、伤寒杆菌、痢疾杆菌斜面 18～24 小时培养物）、培养基、乳糖发酵管（内含酚红指示剂）、恒温培养箱。

四、实验步骤

1. 将大肠杆菌、伤寒杆菌、痢疾杆菌分别接种于乳糖发酵管中。
2. 37℃恒温培养箱中孵育 18～24 小时观察结果。

五、实验结果

如培养基未变色，管中无气泡产生，表示糖未分解，不产酸也不产气，以"—"表示；如果培养基变黄，管中无气泡产生，表示产酸不产气，以"+"表示；如果培养基变黄，管中有气泡产生，表示产酸又产气，以"⊕"表示。

六、注意事项

1. 接种的细菌要纯，如若混有杂菌就会影响结果。
2. 用于糖发酵试验的糖类纯度要高。

【思考题】

1. 简述糖发酵实验的实验原理。
2. 简述大肠杆菌、伤寒杆菌、痢疾杆菌在糖发酵实验中的实验结果。

第二节 靛基质实验

一、实验目的

掌握靛基质实验的实验原理及熟悉接种技术。

二、实验原理

有些细菌具有色氨酸酶，能分解蛋白胨水中的色氨酸生成靛基质（吲哚）。靛基质本身无色，不能直接察见，加入几滴靛基质试剂（对二甲基氨基苯甲醛），则可与吲哚结合成红色的玫瑰吲哚，易为肉眼识别。

三、实验材料

菌种（大肠杆菌、产气杆菌斜面18～24小时培养物）、培养基（蛋白胨水培养基）、靛基质试剂、恒温培养箱等。

四、实验步骤

1. 将大肠杆菌、产气杆菌分别接种于蛋白胨水培养基中。
2. 37℃恒温培养箱中孵育48小时后取出。每管滴加2～3滴靛基质试剂于液面上，观察结果。

五、实验结果

在接触面呈玫瑰红色（环状）者为阳性，无红色而仍保持原来淡黄色为阴性。

六、注意事项

蛋白胨中应含有丰富的色氨酸。每批蛋白胨买来后，应先用已知菌种鉴定后方可使用，此试剂在2～8℃条件下可储存一个月。

【思考题】

1. 简述靛基质实验的实验原理。
2. 简述大肠杆菌、产气杆菌在靛基质实验中的实验结果是什么。

第三节　甲基红实验

一、实验目的

掌握甲基红实验的实验原理及熟悉接种技术。

二、实验原理

甲基红实验是测定细菌分解葡萄糖后，培养基中的最后酸碱度。甲基红是一种指示剂，其变色范围为 pH4.4（红色）～ 6.2（黄色）。许多细菌如大肠杆菌等，分解葡萄糖产生丙酮酸，丙酮酸再被分解，产生甲酸、乙酸、乳酸等，使培养基中 pH 值降至 4.5以下，这时加入甲基红指示剂呈红色（阳性）。产气杆菌分解葡萄糖所产生的 2 分子酸性的丙酮酸转变为 1 分子中性的乙酰甲基甲醇，故生成的酸类较少，培养基最终 pH 值较高，在 pH5.4 以上，加入甲基红指示剂呈橘黄色（阴性）。

三、实验材料

菌种（大肠杆菌、产气杆菌斜面 18 ～ 24 小时培养物）、培养基（葡萄糖蛋白胨水培养基）、甲基红试剂、毛细吸管、恒温培养箱等。

四、实验步骤

1. 分别接种大肠杆菌、产气杆菌于葡萄糖蛋白胨水培养基中。
2. 37℃恒温培养箱孵育 48 ～ 72 小时后取出，分别滴加甲基红试剂 2 ～ 3 滴，立即观察结果。

五、实验结果

实验结果呈红色反应为阳性，呈橘黄色反应为阴性。

六、注意事项

1. 培养基中的蛋白胨可影响甲基红试验结果。
2. 孵育时间不得少于 48 小时，若过早地判断结果往往可造成假阴性。

【思考题】

1. 简述甲基红实验的实验原理。
2. 简述大肠杆菌、产气杆菌在甲基红实验中的实验结果。

第四节　乙二酰实验

一、实验目的

掌握乙二酰（VP）实验的实验原理及熟悉接种技术。

二、实验原理

某些细菌能分解葡萄糖，产生丙酮酸，并将丙酮酸脱羧变为中性乙酰甲基甲醇。乙酰甲基甲醇在碱性环境中被空气中氧气氧化为二乙酰，二乙酰与蛋白胨水中精氨酸所含的胍基起作用，可生成红色化合物，为 VP 实验阳性。实验时加入 α - 萘酚可加速反应进行，若培养基中胍基少，可加入少量肌酸或肌酸酐等胍基化合物，可易于观察。

三、实验材料

菌种（大肠杆菌、产气杆菌斜面 18 ~ 24 小时培养物）、培养基（葡萄糖蛋白胨水培养基）、40%KOH 溶液、6% α - 萘酚乙醇溶液、毛细吸管、恒温培养箱等。

四、实验步骤

1. 分别将大肠杆菌和产气杆菌接种于葡萄糖蛋白胨水培养基中。

2. 37℃恒温培养箱孵育 48 ~ 96 小时取出后，分别加入 1mL40%KOH 溶液和 0.4mL6% α - 萘酚乙醇溶液，摇匀，静置 5 ~ 15 分钟，观察结果。

五、实验结果

实验结果呈红色者为阳性反应。若未出现红色应将试管置于 37℃恒温培养箱中 4 小时后再进行观察。

六、注意事项

1. 6% α - 萘酚乙醇溶液易失效，需尽快使用。

2. 滴加 VP 试剂甲液和乙液后需摇匀，静置 10 分钟后才能看到红色化合物出现。

【思考题】

1. 简述 VP 实验的实验原理。

2. 简述大肠杆菌、产气杆菌在 VP 实验中的实验结果是什么。

第五节　枸橼酸盐利用实验

一、实验目的

掌握枸橼酸盐利用实验的实验原理；熟悉接种技术。

二、实验原理

某些细菌能利用枸橼酸盐作为碳源，可在除枸橼酸盐外不含其他碳源的培养基上生长繁殖，形成菌苔，而且在生长过程中产生碳酸盐，致使培养基酸碱度（pH7.0 以下）转为碱性，则指示剂溴麝香草酚蓝由绿色变为深蓝色，不能利用枸橼酸盐的细菌不能在此种培养基上生长，指示剂也不变色。

三、实验材料

菌种（大肠杆菌、产气杆菌斜面 18 ～ 24 小时培养物）、培养基（枸橼酸盐培养基）、恒温培养箱等。

四、实验步骤

1. 将大肠杆菌，产气杆菌分别接种于枸橼酸盐培养基上。
2. 37℃恒温培养箱孵育 24 小时后观察结果。

五、实验结果

实验结果由绿色变成深蓝色为阳性；指示剂不变色，还是绿色为阴性。

六、注意事项

1. 接种时菌量应适宜，过少可发生假阴性，过量则可导致假阳性。
2. 试验应防止琼脂中的杂质，同时制备培养基时应严格调节培养基的 PH。

【思考题】

1. 简述枸橼酸盐利用实验的实验原理。
2. 简述大肠杆菌、产气杆菌在枸橼酸盐利用实验中的实验结果。

第十三章 酶联免疫吸附法检测乙肝表面抗原 ▷▷▷▷

一、实验目的

掌握双抗体夹心法（ELISA）的实验原理；熟悉酶标仪的操作。

二、实验原理

采用双抗体夹心法检测 HBsAg，采用抗–HBs 包被板条，用 HRP 标记的抗–HBs 为酶标记物，以四甲基联苯氨（TMB）和过氧化物为底物。当标本中存在 HBsAg 时，该 HBsAg 与包被抗–HBs 结合并与抗–HBs–HRP 结合形成抗–HBs–HBsAg– 抗–HBs–HRP 复合物，加入 TMB 底物产生显色反应，反之则无显色反应。在实验结束时，有颜色变化的，提示有 HBsAg 存在；无颜色或颜色变化微弱的，提示不存在 HBsAg；或使用酶标仪测定结果。

三、实验材料

预包被反应板（48孔/块×1块、96孔/块×1块）、酶结合物（3mL×1瓶、6mL×1瓶）、阳性对照（0.8mL×1瓶、0.8mL×1瓶）、阴性对照（0.8mL×1瓶、0.8mL×1瓶）、浓缩洗涤液（30mL×1瓶、30mL×1瓶）、显色剂 A（3mL×1瓶、6mL×1瓶）、显色剂 B（3mL×1瓶、6mL×1瓶）、终止液（2MH_2SO_4）（3mL×1瓶、6mL×1瓶）、封板胶纸、自封袋、待检血清、微量移液器、吸头、恒温培养箱或水浴锅、洗板机或洗瓶、振荡器、酶标仪等。

四、实验步骤

1. 实验准备

从冷藏的环境中取出试剂盒在室温下平衡 30 分钟，同时将浓缩洗涤液按 1∶20 稀释。

2. 加待测样本

每次试验设阴性、阳性对照各两孔，分别加入阴性、阳性对照 0.1mL，空白对照 1 孔，其余各孔加入待测样本 0.1mL，置 37℃恒温培养箱孵育 60 分钟。

3. 加酶结合物

每孔 0.05mL，空白对照孔不加，充分混匀，置 37℃恒温培养箱孵育 30 分钟。

4. 洗板

（1）手工洗板　弃去反应板条孔内液体，在吸水纸上拍干；用洗涤液注满每孔，静置 5～10 秒，弃去孔内洗涤液并拍干，如此反复 5 次，拍干。

（2）洗板机洗板　选择洗涤 5 次的程序洗板，洗液应注满每孔，确保每次吸净无残留，最后在吸水纸上拍干。

5. 加显色剂

先加显色剂 A，每孔 0.05mL；再加显色剂 B，每孔 0.05mL；充分混匀，放置 37℃恒温培养箱避光孵育 30 分钟。

6. 终止反应

每孔加入终止液 0.05mL，混匀。

7. 测定

用酶标仪读数，可选择单波长 450nm（以空白孔校零）或双波长 450/630nm，读取各孔光密度（OD）值。读数须在终止反应后 10 分钟内完成。

五、实验结果

1. 肉眼判读

待测孔颜色与阴性对照一样或更浅，判为阴性，若明显加深，呈黄棕色，判为阳性。

2. 用酶标仪测定

（1）参考值　阴性对照平均值小于 0.1、阳性对照平均值大于 1，实验结果有效。阴性对照 OD 值低于 0.05 按 0.05 计算，高于 0.05 按实际 OD 值计算。临界（cut off value，COV）值计算：$COV=$ 阴性对照平均 OD 值 ×2。

（2）结果解释　标本（OD 值）≥ COV 为阳性，标本 OD 值＜ COV 为阴性。阴性结果表明样本不含 HBsAg，或样本中的 HBsAg 含量低于试剂盒的检测范围。阳性结果表明样本中含有 HBsAg，或非特异反应因素。

六、注意事项

1. 检验方法中洗板的质量至关重要，即能避免洗液过量溢出，又能充满反应微孔中，洗板次数不应低于 5 次，并经常注意检查加样器是否堵塞。

2. 手工洗板时，请勿使用带纸屑的吸水材料拍板，以防外源性过氧化物酶类似物或氧化还原物质与显色剂发生反应，影响检测结果的准确性。

3. 洗板时所用的吸水纸请勿反复使用。

4. 洗板机最好在每次使用前、使用后，用蒸馏水或去离子水冲洗干净，以防止管路堵塞或腐蚀。

5. 如果有任何试剂接触皮肤和眼睛，必须用大量清水对该部位进行扩大清洗和消毒；终止液为硫酸，具有腐蚀性。

　　6. 试剂盒内有关组分及临床样本均应视为有潜在的传染性，请按相关的实验室工作制度和规范来执行和处理。

　　7. 如使用全自动酶免分析系统，可能会存在系统的误差，应对系统相关参数设定做适当调整，以满足国家相关质控品要求。

【思考题】

1. 临床检测中乙肝五项是哪五项，其代表的临床意义是什么？
2. 在 ELISA 实验中，哪些操作影响实验结果？

第十四章　酶标仪的使用 ▷▷▷▷

一、概述

Multiskan FC 酶标仪是一款基于滤光片的高品质酶标仪。它可用于测量 96 和 / 或 384 孔板在波长为 340 ～ 850nm 范围内的相应吸光率，可以选择在高达 50℃ 的条件下进行温育。此外，仪器还具有振荡功能及功能强大的内部软件，也可与专门的 SkanIt 软件联用。

二、操作说明

1. 用于导航和编辑的显示屏与按键

本节说明用于导航和编辑 MuLtiskan FC 内部软件的显示屏及小键盘上的按键。

2. 用于导航和编辑的按键将在下面进行说明

（1）使用向左、向右、向上和向下箭头键导航。

（2）按 OK（确定）按钮选择和编辑亮显的项目。

（3）使用数字和字母键输入数字数据和文本。注这些符号位于 1/ 键下：(,) 和 μ。

（4）CLEAR（C）（清除）键用于删除编写的文本或数字。

（5）使用 F1 ～ F3 键从信息文本栏选择相应的操作。

（6）按 FILE（文件）键，用于在主菜单中保存程序。

（7）使用 HELP（帮助）键获取更多详细说明。

（8）按 PLATE in/out（孔板进 / 出）按钮将孔板托架移入或移出。

（9）按 START（启动）和 STOP（停止）按钮启动和停止测量。

三、仪器设置

1. 更改语言

要更改内部软件语言，请遵循以下步骤。

（1）在主菜单中，使用向左箭头键选择"设置"菜单。

（2）选择"系统"行，然后按 OK（确定）按钮。

（3）使用向下箭头键选择"语言"项目，然后按 OK（确定）按钮。

（4）使用向下箭头键选择内部软件语言，如 Francais（法语），然后按 OK（确定）按钮接受选择。

（5）按 F2 键确认选择并关闭系统参数。

（6）使用向右箭头键返回到主菜单。

2. 向内部软件引入滤光片

本节举例说明如何输入已添加到滤光片轮的滤光片信息。要向内部软件引入滤光片，请遵循以下步骤（在向内部软件引入滤光片之前，请确保滤光片真正插入到滤光片轮中的下一个可用的滤光片位置，并且将滤光片轮放入滤光片轮槽中）。

（1）在主菜单中，使用向左箭头键选择"设置"菜单。

（2）使用向下箭头键选择"滤光片"行，然后按 OK（确定）按钮。

（3）按向右箭头键直至显示屏上的滤光片轮转动到空位置并显示文字"Empty"为止，从而选择空滤光片位置。

（4）按 OK（确定）按钮。通过数字键输入滤光片的波长，如 492，然后按 OK（确定）按钮。

（5）按 F1 键接受滤光片设置。注：仪器会启动滤光片初始化。

（6）按向右箭头键返回到主菜单。

四、启动现有程序

1. 通过快捷键（F1～F3）启动现有程序

要通过快捷键（F1～F3）启动信息文本栏上显示的现有程序，请遵循以下步骤。

（1）例如，按主菜单中的 F1 键（Demo1）。

（2）如果孔板托架在仪器内部，请按 PLATE in/out（孔板进 / 出）按钮。放入待测的微孔板，使 A1 位于孔板托架的左上角。

（3）按 START（启动）按钮。

（4）通过数字键输入未知计数。

（5）按 START（启动）或 OK（确定）按钮接受选择并开始测量。注：如果要取消运行，请按 F2 键。

（6）微孔板会经过测量并且根据预定义的程序自动计算结果。注：在运行过程中，可以按 STOP（停止）按钮中止运行。

（7）按 F2 键关闭结果表，然后按两次向左箭头键返回到主菜单。注：当存在此程序的运行结果（测量的数据）时，主要参数会被锁定。

2. 从列表中启动现有程序

要从程序列表中启动现有程序，请遵循以下步骤。

（1）按主菜单中"程序"行上的 OK（确定）按钮或者按主菜单中的 FILE（文件）键并使用向下箭头键选择 Open（打开），然后按 OK（确定）按钮。

（2）使用向下箭头键从程序列表中选择要运行的现有检验程序，然后按 OK（确定）按钮。注所选择的程序名称会显示在主菜单中的"程序"行上。

（3）如果孔板托架在仪器内部，请按 PLATE in/out（孔板进 / 出）按钮。放入待测微孔板，使 A1 位于孔板托架的左上角。

（4）按 START（启动）按钮。

（5）通过数字键输入未知计数。

（6）按 START（启动）或 OK（确定）按钮接受选择并开始测量。注：如果要取消运行，请按 F2 键。

（7）微孔板会经过测量并且根据预定义的程序自动计算结果。注：在运行过程中，可以按 STOP（停止）按钮中止运行。

（8）按 F2 键关闭结果表，然后按两次向左箭头键返回到主菜单。注：当存在此程序的运行结果（测量的数据）时，主要参数会被锁定。

五、程序创建

本节举例说明如何打开新程序、设置主要参数（波长、振荡方式）、孔板设计和计算参数以及如何保存程序。

注：请确认保存在各步中的更改。请参考"保存新（活动）程序"。

1. 打开新程序

要打开新程序，请遵循以下步骤。

（1）按主菜单中的 FILE（文件）键。

（2）选择 New（新建），然后按 OK（确定）按钮。

2. 设置波长

本节举例说明如何设置波长。请遵循以下步骤。

（1）使用向下箭头键选择主菜单中的"测量"行，然后按 OK（确定）按钮。

（2）在"滤光片 1（nm）"项目上按 OK（确定）按钮并使用向下箭头键进行选择，例如选择 450 作为滤光片 1 的值，然后按 OK（确定）按钮。

（3）按 F1 键接受选择并返回到主菜单。

3. 设置振荡

本节举例说明如何设置振荡参数。请遵循以下步骤。

（1）使用向下箭头键选择主菜单中的"振荡"行，然后按 OK（确定）按钮。

（2）在"模式"项目上按 OK（确定）按钮并使用向下箭头键进行选择，选 Before measurement（测量前）作为振荡模式，然后按 OK（确定）按钮。

（3）使用向下箭头键选择"速度"项目，然后按 OK（确定）按钮。

（4）使用向下箭头键选择，如选择 Fast（快）作为振荡速度，然后按 OK（确定）按钮。

（5）使用向下箭头键选择"时间（hh：mm：ss）"项目，然后按 OK（确定）按钮。

（6）使用数字键选择，如选择 20 秒作为振荡时间，然后按 OK（确定）按钮。

（7）按 F1 键接受选择并返回到主菜单。

4. 设置孔板设计

本节举例说明如何创建新程序的孔板设计，请遵循以下步骤。

（1）使用向右箭头键选择"处理"菜单中的"板孔设计"行，然后按 OK（确定）

按钮打开"设计"窗口。

（2）按 OK（确定）按钮从板孔 A1 开始设计孔板。

（3）在"从板孔设计系列"中选择"板孔类型"项目：在 A1 窗口按 OK（确定）按钮。

（4）使用向上箭头键选择，例如选择 Blank（空白）式样，然后按 OK（确定）按钮。

（5）按 F1 键接受选择并返回到"设计"窗口（板孔 A2）。

（6）使用向下和向左箭头键选择板孔 B1，然后按 OK（确定）按钮从板孔 B1 开始填充孔板。

（7）在"从板孔设计系列"中选择"板孔类型"项目：在 B1 窗口按 OK（确定）按钮。

（8）使用向上箭头键选择，如选择 Calibrator（标准品）式样，然后按 OK（确定）按钮。

（9）使用向下箭头键选择"数目"项目，然后按 OK（确定）按钮。

（10）使用数字键选择，如选择 3（＝此程序中三种不同的标品），然后按 OK（确定）按钮。

（11）按 F3（浓度）键设置标准品的浓度。

（12）使用向下箭头键选择"Cal 1"项目（标准品 1），然后按 OK（确定）按钮。

（13）使用数字键输入，如输入 1（1.00）作为标准品 1 的浓度，然后按 OK（确定）按钮。

（14）使用向下箭头键选择"Cal 2"项目（标准品 2），然后按 OK（确定）按钮。

（15）使用数字键输入，如输入 2（2.00）作为标准品 2 的浓度，然后按 OK（确定）按钮。

（16）使用向下箭头键选择"Cal 3"项目（标准品 3），然后按 OK（确定）按钮。

（17）使用数字键输入，如输入 3（3.00）作为标准品 3 的浓度，然后按 OK（确定）按钮。

（18）按 F1 键接受浓度并返回到上一视图，即"从板孔设计系列"：B1 窗口。

（19）按 F1 键接受浓度并返回到"设计"窗口。

（20）按 OK（确定）按钮从板孔 E1 开始填充孔板。

（21）在"从板孔设计系列"中选择"板孔类型"项目：在 E1 窗口按 OK（确定）按钮。

（22）使用向上箭头键选择，选择 Control（质控品）式样，然后按 OK（确定）按钮。

（23）按 F1 键接受选择并返回到"设计"窗口。

（24）按 OK（确定）按钮从板孔 F1 开始填充孔板。

（25）在"从板孔设计系列"中选择"板孔类型"项目：在 F1 窗口按 OK（确定）按钮。

（26）使用向上箭头键选择，如选择 Unknown（待测样品）式样，然后按 OK（确定）按钮。

（27）使用向下箭头键选择"数目"项目，然后按 OK（确定）按钮。

（28）使用数字键选择，如选择 91，然后按 OK（确定）按钮。

（29）按 F1 键接受选择并返回到"设计"窗口。填充的板孔将显示下列颜色：空白板孔为白色，标准品为绿色，质控品为亮绿色，待测样品为蓝色。

（30）再次按 F1 键接受孔板设计并返回到"处理"菜单。

5. 设置计算

本节举例说明如何设置计算，请遵循以下步骤：

（1）使用向下箭头键选择"处理"菜单中的"计算"行，然后按 OK（确定）按钮。

（2）选择"类型"，然后按 OK（确定）按钮。

（3）使用向下箭头键选择，如选择 Linear regression（线性回归）作为计算类型（标准品曲线拟合），然后按 OK（确定）按钮。

（4）按 F1 键接受选择。

（5）按向左箭头键返回到主菜单。

6. 保存新（活动）程序

本节举例说明如何保存菜单中打开的新（活动）程序。请遵循以下步骤：

（1）按主菜单中的 FILE（文件）键。

（2）使用向下箭头键选择"另存为"，然后按 OK（确定）按钮。此时会打开"将程序另存为"对话框。

（3）使用数字和字母键输入程序名称，如 Test1，然后按 OK（确定）按钮。

六、查看结果

本节举例说明如何查看运行的不同类型的数据视图（结果），可以通过几种格式查看结果（取决于程序设置）：列表和表格格式的原始数据、列表和表格格式及图形形式（标准曲线或动力学曲线）的计算结果。

1. 运行结束后，会自动显示运行的数据视图。要显示的数据视图（结果）的顺序依照检验质量控制（如果失败）、转换、定量结果、预计算的结果、原始数据，具体取决于程序中使用的样品类型。

2. 要查看不同的数据视图，请按 F3 键启用不同数据视图的菜单。

3. 使用向上和向下箭头键选择其他数据视图，然后按 OK（确定）按钮。

4. 要打印或导出数据视图，请按数据视图中的 FILE（文件）键。如有必要，使用向下箭头键选择"导出为文本"或"打印"，然后按 OK（确定）按钮。

5. 要关闭数据视图，请按 F2 键。

6. 按向左箭头键返回到主菜单。

七、打印、导出或导入

1. 打印或导出数据

本节说明如何将活动运行数据（测量结果）打印或导出到 USB 内存条。请遵循以下步骤。

（1）如果导出数据，则将 USB 内存条插入到仪器的 USB 内存条所在位置；如果打印数据，须确保打印机已连接并打开。

（2）在主菜单中，连续按向右箭头键直至到达"结果"菜单。

（3）按 FILE（文件）键。

（4）选择"将结果导出为文本"或"打印结果"，然后按 OK（确定）按钮。

（5）此时会打开"定义导出 / 打印"对话框。使用向下箭头键选择想要的信息并通过 OK（确定）按钮勾选复选框。

（6）按 F1 键接受所需的数据。

（7）根据选择，数据会导出到 USB 内存条或打印到外部打印机。

2. 导出程序

程序可以从某台仪器传输并导入到其他仪器。要导出程序，请遵循以下步骤：

（1）将 USB 内存条插入仪器的 USB 内存条所在位置。

（2）按主菜单"程序"行上的 OK（确定）按钮或者按 FILE（文件）键并使用向下箭头键选择"打开"，然后按 OK（确定）按钮。

（3）使用向上或向下箭头键选择要从程序列表中导出的程序。

（4）按 FILE（文件）键并使用向下箭头键选择"导出"，然后按 OK（确定）按钮。

（5）如果还要导出通过程序创建（测量）的运行结果，请按 OK（确定）按钮。否则，请按向右箭头键，然后按 OK（确定）按钮。

（6）将会导出程序信息。

（7）按 F2 键关闭程序列表并返回到主菜单

3. 导入程序

要导入程序，请遵循以下步骤。

（1）将 USB 内存条插入到仪器的 USB 内存条所在位置。

（2）按主菜单"程序"行上的 OK（确定）按钮或者按主菜单中的 FILE（文件）键并使用向下箭头键选择"打开"，然后按 OK（确定）按钮。

（3）按 FILE（文件）键并使用向下箭头键选择"导入"，然后按 OK（确定）按钮。

（4）使用向上或向下箭头键从 USB 程序列表中选择要导入的程序，然后按 OK（确定）按钮。注：运行结果只能导入其创建所在的同一仪器。程序还可以导入具有相同配置的仪器中。

（5）按 F2 键关闭程序列表并返回到主菜单。

八、关机

要关闭 Multiskan FC，请遵循以下步骤。

（1）移除仍在仪器中的任何孔板。

（2）按 PLATE in/out（孔板进 / 出）按钮将孔板托架推入。

（3）关闭仪器。

（4）如果在仪器上溅洒了感染原，请使用浓度为 70% 酒精或其他一些消毒剂进行消毒。

第四部分 组织与胚胎学及病理学

组织学是研究正常人体细微结构和功能的一门学科，病理学是研究疾病发生、发展及转归的规律和机制的学科，两者同属于基础医学形态学范畴领域，学科实验特点大多是形态结构的观察，尤其是显微组织细胞形态的观察，通过使用现代仪器手段观察从正常的到病理的细微结构。普通光学显微镜是组织学与胚胎学、病理学最常用的技术，可将观察物体放大 1000 ～ 1500 倍，分辨率极限可达 0.2μm，在观察前需要将观察物经过一系列人工特殊处理及标本制作。

第十五章 显微互动系统的操作使用 ▷▷▷▷

第一节 普通光学显微镜的结构和使用方法

一、显微镜的构造

1. 镜筒支架

镜筒支架是用齿条连接在微动座上，旋转粗动调焦手轮和微动调焦手轮可使目镜筒支架升降。

2. 物镜转换器

目镜筒下端的物镜转换器上有三只螺孔可用于安装物镜，旋转转换器可使其中任意一螺孔对准目镜筒。

3. 工作台

镜筒下方的平台中央有一圆形的通光孔，上靠近镜筒支架一边有两只压片器是供压紧玻片的，在同一边另有三只十孔是专供装玻片移动尺用的。推动器上还附有刻度，可直接计算标本移动的距离以及确定标本的位置。

4. 粗动调焦机构

粗动调焦结构是供物镜粗略调焦用的，旋转粗动调焦手轮可使目镜筒升降，向内转为上升，向外旋转为下降。

5. 微动调焦机构

供物镜作微量调焦用，升降旋转方向与粗动调焦结构相同，微动调焦范围为 1.8 ~ 2.2mm。必须注意，一般显微镜装有左右两套准焦螺旋，作用相同，但切勿两手同时转动两侧的螺旋，防止因双手力量不均产生扭力，导致螺旋滑丝。

光学系统由两大部分组成：①成像系统：成像系统由目镜和物镜组成。物镜是用来将标本作第一次放大，然后目镜再将第一次放大的像作第二次放大。②照明系统：照明系统由聚光镜、可变光栏和反光镜组成，反光镜将外来光线导入聚光镜中，然后聚光镜将外来光线会聚在标本上，这样就照明了标本，便于观察。可变光栏是用来在使用不同数值孔径时用的，改变可变光栏的孔径，可以适当调节照明亮度以便观察时获得清晰的物像。

二、显微镜的使用

1. 使用前的准备

室内应清洁而干燥，实验台台面水平，稳固无震动，显微镜附近不应放置腐蚀性的试剂。显微镜放置在实验台桌面上，由于电源设置，使用时不移动显微镜，操作者调节自身座椅，距实验台边缘约 10cm，镜臂朝向使用者，镜筒朝前。实验台右侧放绘图用具。

2. 对光

转动粗调节器，略微升高镜筒，转动旋转器，使低倍镜对准镜台孔，听到旋转器边缘上的缺刻与固定扣接合而发生的轻微咔嚓声，说明物镜的光镜已对准镜筒孔中心，打开光圈，上升聚光器，双眼从目镜中观察，自带光源的显微镜，可通过调节电流旋钮来调节光照的强弱。

3. 低倍镜的使用

将需要观察的标本放在镜台上，用压片器压住标本再稍稍移动玻片，使要观察的部分对准镜台孔的正中，俯首侧视接物镜转动粗调节轮，使接物镜下降到载玻片 0.5cm 处，然后用左眼观察，用左手将粗调节轮向逆时针方向慢慢上升，使物镜能见到物像为止，此时使用细调节器来回调一下，即可见到清晰的物像。

4. 高倍镜的使用

先在低倍镜下找到物像，把要观察的部位移到视野中央，然后转动转换器换成高倍镜观察，在高倍镜下来回略微转动细调节，就可见到清晰的物像（此时光线暗可上升聚光器）。

5. 油镜的使用

从高倍镜下找到标本的视野中央，移动高倍镜，在标本的玻片上滴上一滴香柏油，然后转换用油镜头并使镜头浸埋在油中，观察时略微调节细调节器，就可见到清晰的图像。观察完毕后上升镜筒，取下标本，用擦镜纸轻轻擦去油镜头上的香柏油，然后再滴上二甲苯在擦镜纸上，擦干净油镜头上的香柏油。

6. 还原显微镜

关闭内置光源并拔下电源插头；旋转物镜转换器，使物镜头呈八字形位置与通光孔相对；再将镜筒与载物台距离调至最近，降下聚光器；罩上防尘罩。

三、其他几种显微镜简介

一般实验所用的是普通复式光学显微镜，下面介绍几种其他显微镜。

1. 特种用途复式显微镜

普通复式显微镜一般是用常光（自然光）为光源来观察标本，而特种用途显微镜在结构上和使用上都有自身的特点，现简单介绍以下三种。

（1）荧光显微镜　荧光显微镜是利用紫外光（波长 365nm）或短光波的蓝紫单色光（波长 420nm）作为激发光源，激发标本内的荧光物质，而呈现荧光映像。由于紫外光等短光波是不可见光，因此在视野中所见到的是由标本上所辐射的荧光，它与背景的反差很明显。这样可以大大提高物镜的分辨能力，可以观察到用普通显微镜不能见到的物像。荧光显微镜还装有两种滤片，激发滤片装在光源和显微镜之间，它可吸收可见光，并使短波的蓝紫光和紫外线通过；阻断滤片装在物镜和目镜之间，可吸收视野内多余的短光波，保护使用者的眼睛。荧光显微镜按照光路原理可分为两种：透射式荧光显微镜、落射式荧光显微镜。

（2）相差显微镜　相差显微镜是靠装在物镜内的相位板，使直射光和绕射光发生干涉，改变了光的相位，转换成振幅差（亦即明暗差）。相差显微镜又有正反差和负反差两种装置。前者又称暗反差，是背景明亮标本暗，后者是背景暗标本明亮，但都可清晰的对比，便于分辨活体标本和未经染色的标本的各种结构，缺少反差的染色标本。

（3）暗视野显微镜　又称限制显微镜。采用暗视野集光器，使来自聚光镜的照明光线不射入到物镜内，并可以得到由标本表面的绕射光而形成的像，到达观察者眼中。因此，当视野中没有标本时，整个视野全是黑的。这种显微镜可以观察极其微小、正在运动的物体，如螺旋体。

2. 解剖显微镜

解剖显微镜是一种单式显微镜，有两个镜筒，光学系统也有反光镜、接物镜和接目镜。放大倍数低者仅 2 ~ 3 倍，高者可达 200 倍左右。此种显微镜所得的物像是实体（正像），所以观察的标本有立体感，并可在物镜下进行解剖操作。

3. 倒置显微镜

倒置显微镜的结构和普通显微镜基本相同，只不过物镜与照明系统位置交换，前者在载物台之下，后者在载物台之上。倒置显微镜主要用于观察培养的活细胞，需配制相差物镜。

第二节　显微互动系统的使用方法

在传统的生物实验教学中，教师和学生的实验操作是完全独立和封闭的，教师无法实时了解到学生的实验操作情况，不能对每个学生进行及时的实验指导，绝大多数学生往往不能理解教师的实验要求，也无法与其他同学之间进行课堂交流，使得生物实验课负担重、效率低。数码显微互动实验室是一种全新的教学系统，它通过先进的数字成像、显微光学和网络传输技术，提供多清晰的实时显微画面和丰富的交互手段，通过此系统教师只需一台电脑就可以同时控制学生端多台数码显微镜和计算机，可以在第一时间了解每个学生的实验动态，并及时给予指导，实现了师生互动、生生互动的教学效果，符合新课程标准所倡导的自主、探究、合作的教学理念。

一、教师操作指导

1. 观察操作与教学

（1）打开显微镜主电源开关。

（2）放上切片，转动低倍镜，升高载物台。

（3）亮度调节，将光源调到舒适的亮度状况。

（4）适度补偿，调节目镜双筒找到适合自己的瞳距，此时两眼镜下的图像重合在一起。

（5）通过十倍物镜对标本进行调焦，开始观察，通过粗微调焦结构进行焦距调节，使目镜视野图像清晰。

（6）拉开显微镜头部右侧拉杆。

（7）点击 Digilab Ⅱ-S 进入互动实验室软件教师端界面。

（8）通过教学示范按钮，可以将教师图像传到所有学生端电脑；通过鼠标右键可以实现画笔、拍照、屏幕录像、教学示范、全部锁定、彩信交流六大常用功能；通过学生图像按钮，可以监控所有学生显微镜镜下内容；通过学生屏幕按钮，可以监控所有学生电脑屏幕图像，可以实现单机锁定或全部锁定；通过分组管理按钮，可以监控学生图像；通过图像捕捉按钮，可以实现静态、动态图像采集及图像采集设置；通过作业下发按钮，可以布置上课要求；通过作业批改按钮，可以对学生上传的作业进行批改。

2. 下课时的操作

（1）通过远程控制功能，关闭学生端电脑。

（2）关闭互动实验室软件 Digilab Ⅱ-S 教师端界面，关闭计算机。

（3）关闭显微镜主电源开关，把拉杆退回原位。

（4）降低载物台，将接物镜转离聚光器，盖上显微镜防尘罩。

二、学生操作指导

1. 观察操作

（1）打开显微镜主电源开关。

（2）放上切片，转动低倍镜，升高载物台。

（3）亮度调节，将光源调到舒适的亮度状况。

（4）适度补偿，调节目镜双筒找到适合自己的瞳距，此时两眼镜下的图像重合在一起。

（5）通过十倍物镜对标本进行调焦，开始观察，通过粗微调焦结构进行焦距调节，使目镜视野图像清晰。

（6）拉开显微镜头部右侧拉杆。

（7）点击 Digilab Ⅱ进入互动实验室软件学生端界面。

（8）通过请求发言按钮，可以实现电子举手功能，向教师提问；通过鼠标右键可以实现画笔、彩信交流、拍照、屏幕录像四大常用功能；通过图像捕捉按钮，可以实现静态、动态图像采集及图像采集设置；通过实验报告按钮，可以制作学生图文并茂的作业；通过作业上传按钮，可以上传作业或实验报告给教师端计算机。

2. 下课时的操作

（1）关闭互动实验室软件 Digilab Ⅱ学生端界面，关闭计算机。

（2）关闭显微镜主电源开关，把拉杆退回原位。

（3）降低载物台，将接物镜转离聚光器，盖上显微镜防尘罩。

第三节　显微互动系统的保养与维护

1. 显微镜应放置于阴凉、干燥、无灰尘和无酸碱蒸气的地方。为了防止灰尘侵入，不用时可用塑料套把仪器全部罩住。

2. 所有镜头均经过校正，不得自行拆开。如有灰尘沾在镜头上可先用洗耳球将灰尘吹去，再用毛笔拂除，油污可用清洁的软细布蘸二甲苯将镜头玻璃轻轻擦净。

3. 显微镜各机械部分上如沾附灰尘，也应先将灰尘排除，然后用清洁的细软布擦干净，如果是无漆的滑动部分，应随即涂上薄薄一层无腐蚀性的润滑剂。在清洁显微镜时要特别注意不要碰到光学零件，尤其是物镜。

4. 粗动调焦结构如发现太紧或太松时，可用一手握紧一只粗调焦手轮，一手旋转另一支手轮，太紧时将手轮旋松，太松时将手轮旋紧。这种适当地调节，可使调焦结构松紧适宜。

5. 物镜用后必须装入物镜盒中，以防碰损和沾污。为了防止灰尘落入镜筒中，用完后将目镜罩装入。

第十六章 组织切片及染色技术 ▷▷▷

第一节 组织切片制作技术

在自然状态下大多数的生物材料并不适合显微观察，无法看到其内部结构。标本材料较厚，光线不易透过，细胞内各个结构的折射率相差很小，即使光线可透过，也难以辨认。组织学技术是教学和科研中常用的方法之一。组织在经过固定、脱水、透明、包埋等步骤后，用切片机切成较薄的切片，再经不同的染色方法可以显示不同细胞组织的形态及其中某些化学成分含量的变化，组织切片也便于保存。组织学标本的制作技术是组织学、胚胎学、生物学、病理学、肿瘤学、法医学及临床诊断学等学科研究观察细胞、组织的生理、病理形态变化的一种主要手段。

组织学技术包括组织学制片技术、组织化学技术、免疫荧光及免疫组化技术、各种特殊显微技术、电镜组织学技术、组织培养技术等，本教材主要学习组织学制片技术。

组织学制片技术有很多不同的制片方法，一般可分为切片法与非切片法两大类。切片法包括石蜡切片、火棉胶切片、冰冻切片等，非切片法主要有铺片、涂片、压片、磨片、整装片等。

切片法依靠切片机将组织切成薄片来进行观察。为了能清晰地观察到组织结构及细胞形态，须经过一系列步骤将组织内渗入某些支持物质，使组织变硬以利于切成薄片，根据所用支持剂的种类不同，主要分为石蜡切片法，火棉胶切法，冰冻切片法等类型，切成薄片后还需要脱蜡、染色、脱水、透明等步骤，将其制成永久标本。非切片法即不用切片机，不经切片步骤而制成切片的方法，根据材料性质的不同，有不同的处理方法，该类方法操作简单快捷，其中铺片法、封藏法可使原有组织结构不被破坏，涂片法、压片法弥补了用包埋切片法所不可能观察清楚的不足，因此是组织标本制备中常用的手段。

非切片法常用简介如下。

1. 涂片法

涂片法主要用于血液、精液、尿液、痰液、微生物等不能切片的液态颗粒性材料，可在载玻片上涂成单层细胞，再经固定、脱水、染色等手段制成永久标本。

2. 铺片法

铺片法主要用于动物、植物组织的表皮层观察，可取活体待观察组织，用尖镊子迅速将组织平铺在载玻片上，如疏松结缔组织铺片标本的制备。

3. 压片法

压片法适用于一些较幼嫩、柔软的材料可将其置载玻片上，用小解剖刀将其分散，加染料一滴，再盖上盖玻片，用拇指垂直用力挤压，使组织散成一薄片，再进行观察，如骨骼肌运动终版的制备。

4. 磨片法

磨片法适用于很坚硬的组织，如骨骼、牙齿。

第二节　染色技术

组织切片常用的染色方法苏木素与伊红对比染色法（简称 HE 对染法），其他染色法有硝酸银染色法，主要用于神经细胞，使其显色为黑色；醛复红染色法，主要用于弹性纤维，使其显色为紫色；甲苯胺蓝染色法，主要用于肥大细胞，使其显色为紫红色。而 HE 对染法是组织切片最常用的染色方法，适用范围较广，对组织细胞的各种成分都可着色，便于全面观察组织构造，而且适用于各种固定液固定的材料，染色后不易褪色可长期保存。经过 HE 染色，细胞核被苏木素染成蓝紫色，细胞质被伊红染色呈粉红色。苏木精，紫蓝色碱性染料，可使细胞核和胞质内的嗜碱性物质着蓝紫色，被苏木素着色的结构本身为酸性，具有嗜碱性；伊红，红色酸性染料，可使细胞质基质、溶酶体等大多数细胞器，以及细胞间质内的胶原纤维等着红色，被伊红着色的结构本身为碱性，具有嗜酸性。

一、组织切片制作技术

组织学教学切片标本，以人体组织为佳，而正常、新鲜的人体组织很难获得，往往采用动物组织来满足教学制片的需要。同时，为了科研工作的顺利开展，实验动物的用量越来越大，目前广泛采用的有猫、狗、猴、兔、豚鼠、大白鼠、小白鼠等。

1. 取材

根据实验要求取材，所取得材料越新鲜越好，组织块应力求小而薄，一般以不超过 0.5cm 为宜，这主要是为了固定液迅速且均匀地渗入组织内部。

2. 固定

要制作切片，须先将所取材料进行固定。新鲜材料浸入固定液，细胞被迅速杀死，细胞原来的形状及其构造因而得到保存。固定的时间一般以 24 小时为宜，但由于气温、组织块大小及固定液的渗透性等影响，固定时间可按具体情况增减。有的几小时，有的长达数日。固定液的种类很多，现只列举几种比较常用的固定液。

（1）酒精　可单独用作固定液，以 95% 的浓度为宜。

（2）福尔马林（甲醛）　固定组织时多采用 10% 福尔马林液。用福尔马林液固定的材料，固定时间要稍长些，通常为数天。用福尔马林固定后的材料，要充分用水浸洗。

（3）Bouin 液　苦味酸饱和水溶液：甲醛：冰醋酸 =75：25：5。此液为实验室中常用之固定液。Bouin 液只能现配现用，因为各种成分一旦混合，不立即使用则将失效。

固定时间一般为 12 ～ 24 小时。

3. 浸洗

固定的材料，根据固定液的不同，可用自来水、蒸馏水或 70% 酒精浸洗。浸洗的目的在于洗去固定液。经过浸洗后的材料，可浸入 70% 酒精中长期保存。

4. 脱水

组织块脱水必须循序渐进，逐步升级。经过一系列的不同浓度的酒精，使组织块中的水分逐渐被酒精所代替，一般可从低浓度酒精开始脱水（70%、80%、90%、95%、无水乙醇）。脱水时间应与组织块的大小成正比，较大的组织块脱水的时间要延长，而较小的组织块脱水的时间可以相应地缩短。不同浓度乙醇中浸 6 ～ 12 小时，但无水乙醇有脆化组织的作用，所以在无水乙醇中不宜浸得过久。

5. 透明

乙醇是一种脱水剂，不能兼溶石蜡的溶剂，此时必须先经透明剂透明，因为透明剂可以溶解石蜡，便于石蜡渗入。透明剂在此不仅有透明溶蜡的作用，同时还有脱乙醇的作用。透明剂多为挥发性油类，均是石蜡的良好溶剂，常用的透明剂有二甲苯、氯仿、苯、香柏油或冬青油等，经脱水后的组织可以直接投入透明剂中，至透明为止。

6. 透蜡

石蜡能溶于透明剂中。把已透明的组织块投入熔化的各杯蜡中，每杯浸 2 ～ 3 小时，可以使透明剂为蜡所代替，组织块内的一切空隙为蜡渗入而填满。

7. 包埋

包埋是将组织包埋于石蜡中，使组织与石蜡在硬度上有适当之配合，以利于切片。包埋时，先折好一个纸盒，其大小、深浅视组织块的大小而定。将纸盒盛满已熔化的硬蜡，然后从透蜡杯中把组织块取出，放入纸盒的蜡中。组织块放置恰当后，以左右手分持纸盒两端半浸于冷水中，用口吹气使蜡表面凝结，然后迅速把纸盒全部置于冷水中冷却。蜡凝结之后，除去纸盒即成蜡块。

8. 切片

已包埋好的蜡块，需用摇转式切片机进行切片。在切片之前将蜡块切小，只让组织四周剩余一部分石蜡，切时蜡块四边要切平行。然后将切好的蜡块用熔化的石蜡黏在一木块上。将木块装在切片机的筒中，使蜡块的切面与刀口成平行方向，刀和蜡块成一斜角，便可以右手摇动摇柄进行切片。此时，左手持毛笔轻轻拨起切片。若连续切之，则成切片带，每片切片连成一串。切片的厚度必须依照组织构造及观察目的而决定，一般常切至 6 ～ 8μm。

9. 裱片

用滴管滴一些蒸馏水于玻璃板上，镊子取一段切片带置于玻璃板的水面上，在酒精灯上徐徐加热，使切片带在水面上自由展开。切片完全展平后，用解剖刀把切片带切成一片一片，然后把每一片用解剖针移至载玻片上，倾去载玻片上的余水，将切片的位置移正，然后放入玻片盒中。

10. 烤干

贴片时利用水使切片展平，但玻片与蜡片之间尚留水分，烤干是将这些水分用温箱加热去除，使组织在去蜡后依然能够粘在玻片上，若水分未烤干则说明脱蜡时组织会脱下。烤时的温度也不宜过高，40～45℃较为合适。烘烤时间应以彻底烤去水分为宜。

11. 染色

染色的第一个步骤是脱蜡，用二甲苯彻底地溶去切片上的蜡，需10～15分钟。脱蜡之后，再经过各级不同浓度的乙醇，由浓度高的乙醇渐至浓度低的乙醇，即由无水乙醇→95%乙醇→90%乙醇→80%乙醇→70%乙醇。在每级乙醇中，各浸1～5分钟。切片降至70%乙醇后，再用蒸馏水浸几分钟，就可以进行染色，这里以最基本最常用的是苏木精（hematoylin）–伊红（eosin）染色法为例，简称为HE染色法。

（1）切片由水中转入明矾苏木精液进行染色（5～10分钟）。

（2）自来水洗去、漂色（10秒钟或稍长）。

（3）1%盐酸乙醇分色（几秒钟）。

（4）自来水冲洗（半小时以上）。

（5）按顺序经70%乙醇、80%乙醇、90%乙醇、95%乙醇中脱水兼染色（用95%乙醇配制成0.1%～1%的伊红液）同时注意调节苏木精与伊红对比色的程度（2～5分钟）。

（6）再转入无水乙醇彻底脱水（5～10分钟）。

12. 透明

切片由无水乙醇中取出后，浸入二甲苯Ⅰ初步透明2～5分钟，再入二甲苯Ⅱ彻底透明5分钟。

13. 封片

切片由二甲苯中取出，用布把组织四周多余的二甲苯拭净。滴一滴树胶在组织上，加盖盖玻片，盖盖玻片时要倾斜地由左边盖在树胶与组织上慢慢向下放平，这样才不会盖入气泡。

14. 存片

切片封好后，在切片的右侧贴上标签平放于无灰尘之处，或放在50℃左右的烘箱中烘烤数天，待胶干透后方可使用。

二、病理快速石蜡切片法

病理快速石蜡切片法有出片块、切片完整而薄、经染色结构清晰、便于快速病理诊断等优点，弥补了常规石蜡切片时间长的不足之处，还可在无冷冻切片的条件下代替冷冻切片，而达到临床上快速病理诊断的目的，其操作过程如下。

1. 固定

将组织投入快速固定液中（2分钟）。固定液包括40%福尔马林10mL、70%乙醇85mL、冰乙酸5mL。

2. 脱水

纯丙酮Ⅰ中浸泡 2 ～ 3 分钟，纯丙酮Ⅱ中浸泡 2 ～ 3 分钟。

3. 浸蜡

75 ～ 80℃石蜡中浸泡 2 分钟。当脱水组织上浮时要按入蜡中，无气泡冒出为蜡已浸入。

4. 包埋

先预备一块硬蜡块，用加热的眼科镊于蜡块中间熔解一小部分，再从蜡杯内取出浸蜡组织填入，迅速用冰预冷的载玻片冷压平。

5. 切片

切片贴附后加温烤干，然后迅速投入二甲苯Ⅰ、二甲苯Ⅱ，乙醇中脱蜡，进水。

6. 染色

染色步骤与苏木精 – 伊红染色方法相同。

第五部分　机能学（药理）

药理学是基础医学与临床医学，医学与药学之间的桥梁学科。在药理学的理论指导下进行临床实践，在实验研究的基础上丰富理论。药理学实验对学生实践技能的培训及其相关理论体系的建立，起着重要的作用。本部分包括药理学实验总论、实验基本技术，注重对学生基本技能操作的标准化及规范化，使学生正确熟练掌握药理学实验过程的一些基本理论及常用的手法、技术及相关仪器设备的使用方法，培养学生的实验动手能力和分析问题、解决问题的能力。

第十七章　药理学实验总论 ▷▷▷▷

第一节　药理学实验的目的和要求

一、药理学实验的目的

药理学作为一门实验学科，其发展与药理学实验结果的支持密切相关。药理学实验是药理学的基本实践，是药理学教学的一个重要组成部分。药理学实验的目的主要如下。

1. 巩固药理学基础知识

通过药理学实验，验证药理学的一些重要基本理论，加强对基本理论、基础知识的掌握。

2. 掌握药理学实验的基本技能和操作

通过药理学实验，使学生了解实验设计、实验操作及统计分析的方法和技术，掌握药理学实验的基本操作技能和基本实验方法。

3. 培养学生严谨的科学思维方式

通过药理学实验，使学生了解药理学研究的基本程序和培养科研的思路，激发学生对科学研究的乐趣，提高学生运用相关知识解决实际问题的能力。

二、药理学实验的要求

1. 学生进入实验室必须穿实验服，戴白帽，衣帽要求整洁，不准迟到、早退、大声喧哗。

2. 学生课前要认真预习，做好实验设计。在实验过程中听从老师指导，严格按操作规程进行。完成实验后按要求书写实验报告，实验报告要真实，若实验失败要分析原因。

3. 环境和仪器的清洁整齐是做好实验的重要条件。实验台面必须保持整洁，仪器、试剂药品摆放要井然有序。试剂用完后立即盖严，放回原处。不要将试剂药品洒在实验台面和地上，严禁向水池内丢碎纸片、棉花及实验固体废弃物等。实验完毕，将用具刷洗干净、放回原处，实验台面擦拭干净，经老师验收后方可离去。

4. 使用实验器材应认真维护。精密仪器必须按操作规程使用，服从老师指导，试剂、水、电等消耗品要厉行节约，应特别注意药品和试剂的纯净，严防混杂。

5. 实验室内严禁吸烟。乙醚、乙醇、丙酮等易燃物品使用时必须远离火源。蒸馏时用水浴或蒸气浴，不可直接加热。剧毒物品要严格管理、小心使用，切勿触及伤口或误入口内。操作结束后，必须仔细洗手。对剧毒药品、试剂要认真清点及时回收妥善保管。凡参加实验的操作人员，消毒后方可离开实验室。

6. 器材损坏时应如实向教师报告，填写损坏器材登记表方可补领。

7. 实验室内的一切物品不得私自带出实验室，不得存放与实验无关的物品。

8. 每次实验课由学生轮流值日，值日生要负责当天实验室的卫生、安全及一些服务性工作。

第二节　实验动物的福利与动物实验伦理

实验动物是指经人工饲养，对其携带的微生物实行控制，遗传背景明确或者来源清楚的，用于科学研究、教学、生产、检定及其他科学实验的动物。动物实验是生命科学研究中必须采用的手段，对生物医学的发展起着十分重要的作用。实验用鼠是严格按实验要求进行培育的实验动物，其他啮齿类动物也已实验动物化。动物实验时，需要有纯度高、敏感性强、适合各种实验目的的健康品系动物。动物研究是一门受伦理道德约束的学科，研究者对用于研究及教学活动的动物的饲养管理、福利应负有责任。

一、实验动物管理法规与标准

目前，全世界约有160多个国家制定了250多部有关动物福利方面的条文，如《防止虐待动物法》《动物福利法》《动物保护法》《动物实验法》《动物实验伦理准则与指南》《实验动物饲养管理与使用手册》《人道管理与使用实验动物的公共卫生服务政策》《保护在实验中或为达到其他科学目的使用脊椎动物的欧共体条例》等。

二、实验动物福利

实验动物福利是指人类保障实验动物健康和快乐生存权利的理念及其所提供的相应的外部条件的总和。

实验动物福利的 5 项基本权利：①生理福利，享受不受饥渴的权利。②环境福利，享有生活舒适的权利。③卫生福利，享有不受痛苦伤害和疾病的权利。④行为福利，应保证动物表达天性的权利。⑤心理福利，享有生活无恐惧和悲伤感的权利。

实施实验动物福利的目的意义：①科学研究的要求，动物福利的实施使得科研结果更好，客观真实令人信服。②科技国际化的需求，动物福利的实施能够促使科研水平与国际接轨，涉及动物实验的科研论文若要在国际刊物上发表，就必须出示由"动物伦理委员会"提供的伦理审查证明，证明该实验研究符合动物福利准则。③社会公德和良知的呼唤，实施动物福利，会对社会公德产生深远的影响，人类如果对动物残忍，就会弱化甚至泯灭良知和仁爱的本性。所以，保护动物有助于社会文明道德的建设，是构建和谐社会，实现中国梦的一个重要组成部分。④国际形象的标志，我国已加入世界贸易组织，作为一个负责任的大国，应当带头遵守国际规则，所以重视动物福利对提升我国的国际形象有着重要的战略意义。⑤打破国际贸易壁垒，实验动物福利也是国际贸易的要求，如药品、化妆品检定中实验动物质量及福利状况都会影响对外贸易。⑥缓解动物保护组织的巨大压力。

三、动物实验伦理

实验动物伦理指人类处理与其他生命相互关系应循的道德和标准。即人的活动对实验动物所产生的影响。实验动物伦理原则：①尊重动物生命的原则。②保证人员安全的原则。③遵守人类道德标准的原则。④必要性原则。⑤利益平衡原则。

在饲养管理和使用实验动物过程中，要采取有效措施，使实验动物免遭不必要的伤害、饥渴、不适、惊恐、折磨、疾病和疼痛，保证动物能够实现自然行为，受到良好的管理与照料，为其提供清洁、舒适的生活环境，提供充足的、保证健康的食物、饮水，避免或减轻疼痛和痛苦等。

第三节　动物实验室的基本要求

一、实验动物设施的一般要求

1. 设施应建在远离疫区和公害污染的地区，有便利和充足的后勤供应（水、电、给排水系统、交通运输等）。

2. 设施建设应坚固、耐用、经济，有防虫、鸟、鼠等野生动物的能力，施工和建筑材料要严格符合设计要求，最好预留可扩大的余地。

3. 设施最好为独立结构，具有各种完整的相应职能区域，做到区域隔离以便满足对各种不同动物品种、品系饲养和保证动物质量的需要。

4. 必要地保证满足设施功能、环境和微生物控制的设备和措施。

5. 应能保证动物健康、人员安全，并不对周围环境造成污染。

6. 适当地防灾和安全（应急发电、防火、防生物污染、防灾等突发事故）应对措施，保证设施正常运转。

二、实验动物设施的分类及要求

按微生物控制程度分类：开放系统（open system）、屏障系统（barrier system）、隔离系统（isolation system）。

1. 开放系统

开放系统是饲养普通动物的设施，其环境和对微生物的控制能力差，各种环境指标允许的变动范围较大。实验动物的生存环境直接与大气相通，设施不是密闭的，设施内外气体交流有多条空气通道，设施内无空气净化装置。系统内不采用对人、物、动物、气流单向流动的控制措施。开放系统的构造和功能因饲养不同动物品种而有一定的区别。

2. 屏障系统

屏障系统用来饲养无特定病原体（SPF）动物。动物生活在气密性很好的设施环境内，设施内外空气交流只能通过特定的通道进入和排出。动物来源于无菌动物、悉生动物或 SPF 动物种群。一切进入屏障的人、动物、饲料、水、空气、铺垫物、其他用品均需经过严格的微生物控制。进入的空气需过滤。屏障系统内通常设有供清洁物品和已使用物品流通的清洁走廊、污物走廊。空气、人、物品、动物的走向，采用单向流通路线。利用空调送风系统形成清洁走廊→动物房→污物走廊→室外的静压差梯度，以防止空气逆向形成的污染。

3. 隔离系统

隔离系统是饲养无菌动物和悉生动物所使用的设施。隔离器内的动物来自剖腹取胎。在普通清洁环境中利用隔离器加以饲养，由于隔离器内温、湿度由外界环境决定，所以放置隔离器的饲养室环境需用空调控制。为了保证动物饲养空间完全处于无菌状态，人不能和动物直接接触，工作人员通过附着于隔离器上的橡胶手套进行操作。隔离器的空气进入要经过超高效过滤（0.5μm 微粒，滤除率达 99.97%）。一切物品的移入均需通过灭菌渡舱，并事先包装消毒。

三、实验动物新资源简介

（一）鼠类

1. 长爪沙鼠

长爪沙鼠具有独特的解剖学、生理学和行为学特征，广泛地应用脑神经、寄生虫病、微生物（幽门螺杆菌）、生殖、内分泌、营养、代谢，以及药理、肿瘤（胃癌）、癫病、听觉和焦虑症等诸多领域研究，被称为"多功能"实验动物。

2. 东方田鼠

东方田鼠是体型较大的田鼠，成体体长 120 ～ 150mm，尾长为体长的 1/3 ～ 1/2，尾被密毛，后足长 22 ～ 24mm，足掌前部裸露，有 5 枚足垫，而足掌基部被毛，是迄今为止由我国学者在血吸虫病疫区发现的唯一感染日本血吸虫后不致病的哺乳动物。

3. 裸鼹鼠

裸鼹鼠其实并不全裸，在它们的身体两侧，从头到尾长着大约 40 根像猫的胡须一样的长毛。裸鼹鼠是变温的冷血动物，终身生活在黑暗的地下，食物主要是低能量的块茎。裸鼹鼠的基础代谢率是所有哺乳动物中最低的，与爬行动物的相当。裸鼹鼠具有奇特的免疫力，有望成为第一种能够抵御慢性衰老症的动物模型。

（二）树鼩

树鼩俗称"树仙"，哺乳洞，树鼩目，树鼩科，是一种体小、繁殖快、易捕捉和饲育、进化程度高、新陈代谢更接近于人、解剖近似于人、较价廉的灵长类动物。树鼩大脑较发达，多用于神经系统方面的研究。

（三）果蝇

果蝇体型较小，身长 3 ～ 4mm，主要特征是具有硕大的红色复眼。果蝇雌性体长 2.5mm，雄性较之还要小。果蝇雄性有深色后肢，可以此来与雄性作区别。果蝇全基因组测序工作基本完成，超过 60% 的人类疾病基因在果蝇的基因组中有直系同源物。其中人类的肿瘤、神经疾病、畸形综合征等有关基因与果蝇基因同源的可能性相当大。因此，以果蝇为模式研究人类的疾病的发病机制有非常重要的意义。

（四）旱獭

旱獭又名土属拨鼠草地獭，是松鼠科中体型最大的一种，是陆生和穴居的草食性、冬眠性野生动物。旱獭作为药物线粒体毒性评价替代模型的研究已初见成效。

（五）鱼类

1. 斑马鱼

斑马鱼身体延长而略呈纺锤形，头小而稍尖，吻较短，全身布满多条深蓝色纵纹似斑马，与银白色或金黄色纵纹相间排列，纹路比较有条理。斑马鱼和人类基因有着 87% 的高度同源性，且斑马鱼的胚胎是透明的，作为模式生物的优势很突出，这意味着其实验结果大多数情况下适用于人体，常可用于水质环境的监测和病理演化过程的研究。

2. 青鳉

青鳉属于上层鱼，经常贴近水面游动，个体较小，不超过 5cm，是国际医学用鱼，对水质、环境变化特别敏感，多用于干细胞研究，还广泛用于胚胎学与发育生物学。

3. 新月鱼

新月鱼是热带鱼中一个重要品种，体长可达 6cm，适应性和繁殖能力都很强，特点是能同近缘的剑尾鱼（swordtail）杂交，繁殖出新的品种。新月鱼不仅应用于生物学研究，也可以应用于医学研究。实际上，新月鱼作为实验动物已经被广泛用于胚胎学、遗传学、内分泌学、毒理学、药理学、行为科学、比较病理学、环境科学等实验研究领域，特别是越来越多地用于急性毒理实验、评价药物及化学品等毒性研究，用于环境重金属污染和农药杀虫剂污染的监测有人推测，鱼类实验动物的应用可能涉及生物医学研究的一切领域。

4. 黑头软口鲦

黑头软口鲦是一种小型淡水鲤科鱼类，该鱼个体小，雌雄容易区分，能耐受低溶氧和较宽范围的水温和水质参数，最适生长和繁殖水温为 24～25℃，约 4 个月即达性成熟，繁殖周期短，分批产卵，处于产卵期的雌鱼每 3～5 天可以产出 50～250 粒卵，受精率可达 80%～100%，在 25℃时胚胎孵化时间是 4.5～6 天，常用于生活周期慢性毒性试验。

5. 剑尾鱼

剑尾鱼属于硬骨鱼纲、花鳉科、剑尾鱼属，是一种小型热带淡水鱼类，弹跳力很强，卵胎生。剑尾鱼雌雄鱼的体形相差较大，雄鱼体形细长，尾鳍最下叶若干鳍条延伸呈剑状，臀鳍演变成生殖鳍，存在性逆转现象，便于在实验室饲养。剑尾鱼是我国首个通过审定的鱼类实验动物，应用于水环境监测、水产药物安全性评价、动物疾病模型等不同领域。

6. 稀有鮈鲫

稀有鮈鲫俗名青鱼、金白娘，小型鱼类，通常全长 38～45mm，已知最大个体全长 85mm，体纺锤形，生殖期短，连续产卵，繁殖性能优越，卵具黏性，卵膜透明，卵膜径较大，温度耐受范围广，耐低氧能力强，应用于基础生物学、病理学、遗传学、毒理学等领域，应用最多的是毒理学领域。

7. 红鲫

红鲫呈纺锤形体型，身体侧扁，全鳞，口端位，无须，单尾，形似鲤，3 月龄以下的为青灰色，3 月龄以上的体色全部转为红色，生存力强易饲养，性成熟早，体色全红，主要应用于遗传育种、毒理学、生理学、遗传学、细胞生物学与发育生物学、生物医学模型、水生态环境监测等方面。

（六）布氏田鼠种群

布氏田鼠种群是一种典型的温带草原鼠种，营群居生活，是典型的晚成型发育类型，初生幼体皮肤裸露，单独的个体在温度较低时（如 23℃）不能维持恒定的体温，在胎后发育过程中，幼体的产热能力不断加强并逐渐获得成熟的恒温能力。布氏田鼠擅于同物种间的交流，具有较强的社会识别能力和社会记忆能力，可作为潜在的社会性动物模型及人类社交障碍类疾病的研究。布氏田鼠与小鼠等杂食性动物相比，腺体部较小，肠道较长，小肠长度约为小鼠小肠长度的 2 倍，大肠的长度约为小鼠大肠长度的 3 倍，尤其是盲肠十分发达，可应用于代谢方面的研究。

（七）人源性肿瘤组织异种移植（PDX）

所用标本直接来源于人体肿瘤组织，未经过体外培养，稳定地保留了肿瘤的遗传特性、组织学和表型特征。在移植过程中较好地保留了肿瘤间质和干细胞成分，使得肿瘤的生长微环境更接近实际情况，作为临床上最接近人体实际情况的肿瘤模型，可以针对单一患者进行药物敏感性筛选，为临床医生提供最佳用药指导方案，也可应用于药物筛选、生物标记物的研究。

第十八章　药理学实验基本技术 ▷▷▷▷

第一节　实验动物的分级、种类及特点

一、实验动物的分级

根据实验动物体内外存在微生物和寄生虫的情况不同，我国将实验动物分为四个等级：一级，普通动物（conventional animal，CV）；二级，清洁动物（clean animal，CL）；三级，无特殊病原体动物（specific pathogen free，SPF）；四级，无菌动物（germ free，GF）。

1. 普通动物

普通动物是指饲养在开放环境中，微生物不受特殊控制的一般动物。要求不携带人畜共患病的病原体和极少数的实验动物烈性传染病的病原体。普通动物对实验的反应性差，实验结果不可靠，仅可供教学示范及作为预备试验用。

2. 清洁动物

除不带有普通动物应排除的病原外，还不应携带对动物危害大和对科学实验干扰大的病原体。它来源于 SPF 动物或无菌动物，饲养于半屏障环境中或屏障环境中。其敏感性和重复性较好，适宜于作短期和部分科研实验，目前我国已经逐步广泛应用。

3. 无特殊病原体动物

除一级、二级动物应排除的病原外，还应排除有潜在感染或条件致病菌以及对科研干扰大的病原。SPF 动物来源于无菌动物或悉生动物，必须饲养于屏障环境中，是目前国际标准级别的实验动物，适用于所有的科研实验及重要的科研课题。

4. 无菌动物

无菌动物指以目前手段，动物体内外没有能被检测出来的一切微生物。来源于剖宫产或无菌卵的孵化，必须饲养于隔离系统。无菌动物发育正常，但是其机能、结构和普通动物有很大的不同。由于缺乏微生物的刺激，脾脏和淋巴结发育不良，可用于微生物和寄生虫学研究；因为其既无抗原，又无特异性抗体，适用于各种免疫学功能的研究；由于无菌动物寿命长，也可用于老年学研究。

5. 悉生动物

悉生动物属于我国医学实验动物四级动物，是指在无菌动物体上植入一种或数种已知的微生物。悉生动物饲养于隔离环境，在微生物学研究领域应用较广泛。

二、实验动物的种类与特点

在药理实验中，常根据实验目的和要求选用不同的动物。常用的实验动物有小鼠、大鼠、豚鼠、猫、犬、蛙等。在选择实验动物时，应注意实验对动物的种属和系别方面的要求，因为动物的种属和系别的差异往往会造成对药物反应性的不同。常用实验动物的特点如下。

1. 蛙和蟾蜍

蛙和蟾蜍属于两栖纲，无尾目，蟾蜍科，其离体心脏能较持久地有节律的搏动，常用于观察药物对心脏的作用，坐骨神经腓肠标本可用来观察药物对周围神经、神经肌肉接头或横纹肌的作用。

2. 小鼠

小鼠属哺乳纲，啮齿目，鼠科，是系实验室最常用的一种动物，便于大量繁殖，适于需要大量动物的实验，如药物筛选、半数致死量、药物效价比较、抗感染、抗肿瘤药物研究及避孕药的研究等。

3. 大鼠

大鼠与小鼠相似，亦属哺乳纲，啮齿目，鼠科，一些在小鼠身上不便进行的实验可选用大鼠，如药物的抗炎作用实验常选用大鼠踝关节炎模型，也可用大鼠直接记录血、做胆道插管或用大鼠观察药物的亚急性或慢性毒性等。

4. 豚鼠

豚鼠又称天竺鼠，荷兰猪。属哺乳纲，啮齿目，豚鼠科，其特点是性情温顺、嗅觉和听觉发达、胆小易惊，是实验室常用动物之一，对组胺敏感，容易致敏，常用于平喘药和抗组胺药的实验，对结核杆菌亦敏感，故也用于抗结核药的研究，还用于离体心脏、心房及平滑肌实验等。

5. 兔

兔属哺乳纲，啮齿目，兔科，温顺、易饲养，常用于观察药物对心脏、呼吸的影响及农药中毒和解救的实验，亦用于药物对中枢神经的作用、体温实验、热原检查及避孕药实验研究等。

6. 猫

猫属哺乳纲，食肉目，猫科。与兔比较，猫对外科手术的耐受性强，血压稳定，故常用于血压实验，也常用于心血管药物及中枢神经系统药物的研究。

7. 犬

犬属哺乳纲，食肉目，犬科。药理实验需大动物时，常用犬。犬常用于观察动物对冠状动脉血流量的影响、心肌细胞电生理研究、降压药及抗休克药的研究等，还可通过训练用于慢性实验研究，如条件反射、高血压的实验治疗、胃肠蠕动和分泌实验及慢性毒性实验。犬是进行临床前长期毒性试验的常用动物。

第二节　实验动物的捉持和固定、标记

一、实验动物的捉持和固定

实验时正确地抓取固定动物，既能防止动物受损害影响观察指标，也能防止被动物咬伤。抓取固定动物时既要小心仔细、不能粗暴，又要大胆敏捷，确保达到正确抓取固定动物的目的。

（一）青蛙和蟾蜍

用左手握持蛙或蟾蜍，以食指和中指夹住一侧前肢，大拇指压住另一前肢，右手协助把后肢拉直，左手的无名指和小指将其压住固定（图 5-1）。抓取蟾蜍时，切勿挤压两侧耳部突起的毒腺，以免蟾蜍将毒液喷出射入眼中。需要长时间固定时，可将蟾蜍麻醉或毁脑脊髓后用大头针钉在蛙板上。

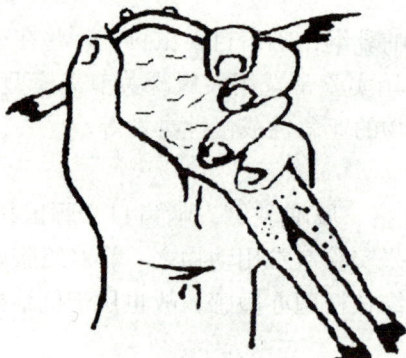

图 5-1　蟾蜍的捉拿方法

（二）小鼠

1. 双手法

右手提鼠尾，放在鼠笼盖或其他粗糙面上，向后方轻拉鼠尾，使小鼠前肢固定在粗糙面上。迅速用左手拇指和食指捏其双耳间颈背部皮肤，无名指、小指和掌心夹其背部皮肤和尾部，便可将小鼠牢固捉持（图 5-2）。

2. 单手法

小鼠置于笼盖上，先用左手食指和拇指抓住鼠尾，后手掌尺侧和小指夹住鼠尾，然后左手拇指与食指捏住颈部皮肤。单手捉拿难度较大，但速度快，便于快速捉拿给药。

这种在手中固定方式，能进行实验动物的灌胃，皮下、肌肉和腹腔注射及其他实验操作。如进行解剖、手术、心脏采血和尾静脉注射时，则需将小鼠做一定形式的固定，解剖手术和心脏采血等均可使动物先取背卧位（必要时先行麻醉），再用大头针将鼠前后肢依次固定在蜡板上。尾静脉注射时，可用小鼠尾静脉注射架固定。

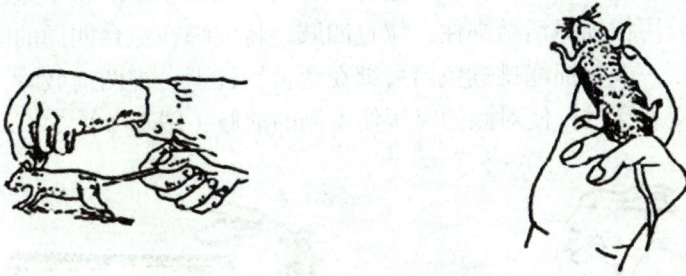

图 5-2　小鼠的捉拿方法

（三）大鼠

捉持和固定方法基本同小鼠。大鼠门齿较长，容易激怒咬人，捉拿时左手应戴防护手套，动作要轻柔，切忌粗暴或用钳子夹持。先用右手抓住鼠尾，将其放于鼠笼盖上，向后轻拉鼠尾，再用左手拇指和食指捏住头颈部皮肤，其余三指和手掌握住背部和腹部（图 5-3）。

若做手术或解剖等，需事先麻醉或处死，然后用细棉线绳活结缚腿，背卧位绑在大鼠固定板上；尾静脉注射时的固定同小鼠（只需将固定架改为大鼠固定盒即可）。

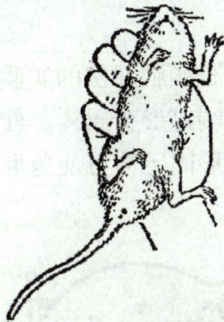

图 5-3　大鼠的捉拿方法

（四）家兔

一手抓住颈背部皮肤，轻轻将兔提起，另一手托住其臀部，使兔呈坐位姿势（图 5-4）。切忌采用抓双耳或抓提腹部。家兔的固定根据不同的实验需要，常用兔盒固定、兔手术台固定和马蹄形固定。

1. 兔盒固定

兔盒固定适用于耳血管注射、取血，或观察耳部血管的变化等，此时可将家兔置于木制或铁皮制的兔固定盒内（图 5-5）。

2. 兔台固定

兔台固定适用于观察血压、呼吸和进行颈、胸、腹部手术。将家兔以仰卧位固定于兔手术台上，四肢用粗棉绳活结绑住，拉直四肢，将绳绑在兔台四周的固定木块上，头以固定夹固定或用一根粗棉绳挑过兔门齿绑在兔台铁柱上。绑两前肢时，也可以将绑两前肢的绳从背部交叉穿过，使对侧的绳压住本侧的前肢（图 5-6）。

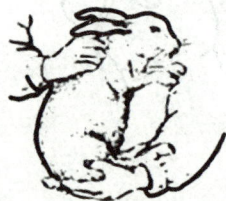

图 5-4　家兔的捉拿方法

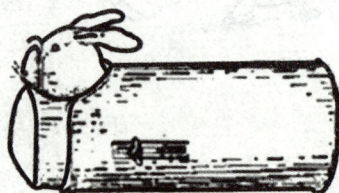

图 5-5　兔盒固定

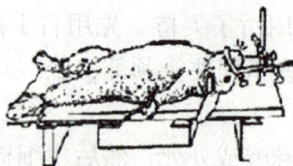

图 5-6　兔台固定

3. 马蹄形固定

马蹄形固定多用于腰背部，尤其是颅脑部位的实验，固定时先剪去两侧眼眶下部的毛皮，暴露颧骨突起，调节固定器两端钉形金属棒。使其正好嵌在突起下方的凹处，然后在适当的高度固定金属棒。用马蹄形固定器可使兔取用背卧位和腹卧位，是研究中常采用的固定方法（图 5-7）。

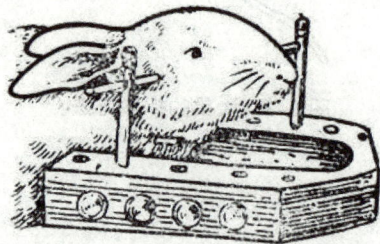

图 5-7　家兔马蹄形固定

（五）豚鼠

豚鼠性情温和，一般不咬人。捉拿时一手拇指和中指从豚鼠背部伸到腋下，另一只手托住其臀部即可。体重小者可用一只手捉拿（图 5-8）。固定的方式基本同大鼠。

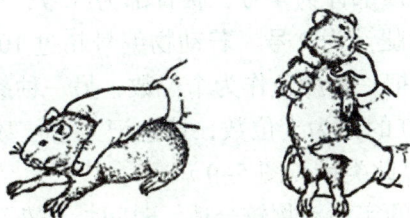

图 5-8　豚鼠的捉拿方法

（六）猫的捉持和固定

抓取时需注意防备猫的利爪和牙会伤人。对已驯服的猫，可伸手入笼抓猫的肩背部皮肤将其提出，另一只手抓住其前肢并托住猫，然后将其夹在腋下。对未驯服的猫，抓取时需耐心、谨慎，先向猫和气地打招呼，然后伸进一只手，由头至颈轻轻抚摸，抓住肩背部皮肤，将猫从笼中拖出来，用另一只手抓住腰背部皮肤，就可以将猫抓住。对性情凶暴的猫，可用布袋或网捕捉，操作时应戴皮手套。固定盒固定，方法基本同兔固定法。

（七）犬的捉持和固定

对驯服犬，可用特制嘴套将犬嘴套住，并将嘴套上的绳带拉至耳后颈部打结固定。对凶暴的犬，用长柄捕犬夹钳住其颈部，再用嘴套将犬嘴套住。如无嘴套，可用布带绑嘴，方法是用布带迅速兜住狗的下颌，绕到上颌打一个结，再绕回下颌下打第二结，然后将布带引至头后颈项部打第三个结，并多系一个活结（以备麻醉后解脱）。注意捆绑松紧度要适宜。

急性实验时，通常将犬麻醉后仰位固定于手术台上。四肢拴上绳带，拉紧固定在手术台边缘的镙子上。取下嘴套或绳带，将一金属棒经两嘴角穿过口腔压于舌上，并将舌拉出口腔，再用绳带绕过金属棒绑嘴并固定于手术台的柱子上。

二、实验动物的标记

药理学实验中常用多只动物同时进行实验，为避免混乱应将动物进行编号。常用的方法有染色法、耳缘剪孔法、烙印法和号牌法等。编号应清晰易辨、简便耐久。

（一）染色法

染色法在实验室最常使用，也很方便，经常应用的涂染化学药品有：①涂染红色：0.5% 中性红或品红溶液。②涂染黄色：3% ～ 5% 苦味酸溶液，最常用。③涂染黑色：煤焦油的乙醇溶液。④涂染咖啡色：2% 硝酸银溶液。

标记时用毛笔或棉签蘸取上述溶液，在动物体的不同部位涂上斑点，以示不同号码。编号的原则是先左后右、从上到下。一般把涂在左前腿上的计为 1 号，左侧腹部计为 2 号，左后腿为 3 号，头顶部计为 4 号，腰背部为 5 号，尾基部为 6 号，右前腿为 7号，右侧腰部为 8 号，右后腿计为 9 号。若动物编号超过 10 或更大数字时，可使用上述两种不同颜色的溶液，即把一种颜色作为个位数，另一种颜色作为十位数，这种交互使用可编到 99 号，假使把红的记为十位数，黄色记为个位数，那么右后腿黄斑，头顶红斑，则表示是 49 号鼠，以此类推（图 5-9）。

该方法对于实验周期短的实验动物较合适，时间长了染料易退掉，对于哺乳期的子畜也不适合，因母畜容易咬死子畜或把染料舔掉。

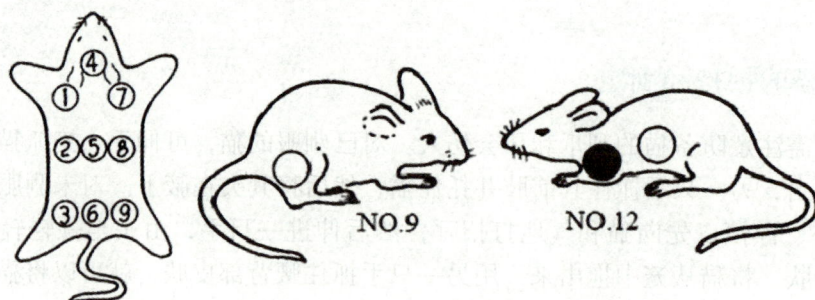

图 5-9　小鼠染色标记法

（二）烙印法

烙印法是直接把标记编号烙印在实验动物身体上的方法。烙印方法有两种，对犬等大动物，可将标记号码烙印在其皮肤上（如耳、面、鼻、四肢等部位），对家兔、豚鼠等耳朵比较大的动物，可用耳号钳在其耳朵上刺上号码；烙印完成后，伤口涂抹 75%乙醇后并涂抹黑墨等颜料，即可清楚读出号码。烙印前用 75% 乙醇对烙印部位预先消毒。烙印法对实验成绩动物会造成轻微损伤，操作时宜轻巧、敏捷，必要时麻醉以减少痛苦。

（三）耳缘剪孔法

耳缘剪孔法是在动物的耳边缘剪出不同的缺口或打成不同的小孔进行标记的方法。为防止孔、口愈合，一般在打孔后用消毒的滑石粉涂抹在孔、口局部。由打孔或剪切的位置和孔数代表编号，一般在耳内按上、中、下打孔，分别代表 1、2、3，在相应位置剪缺口代表 4、5、6，剪两个缺口代表 7、8、9，无孔或缺口为 10。一般左耳代表个位数、右耳代表十位数。

（四）针刺法

针刺法用七号或八号针头蘸取少量碳素墨水，在耳部、前后肢以及尾部等处刺入皮下，在受刺部位留有一黑色标记。本法适用于大小鼠、豚鼠等。在实验动物数量少的情况下，也可用于兔、狗等动物。

（五）号牌法

号牌法将号码烙压在圆形或方形金属牌上（最好用铝或不锈钢的，长期使用不生锈），或将号码按实验分组编号烙在拴动物颈部的皮带上，将此颈圈固定在动物颈部。本法适用于犬等大型动物。也可将号牌固定于实验动物的耳上。

第三节　实验动物的给药、麻醉和取样

一、实验动物的给药

在动物实验中，为了观察药物对机能功能、代谢及形态引起的变化，常需将药物注入动物体内。给药的途径和方法是多种多样的，可根据实验目的、实验动物种类和药物剂型等情况确定。

（一）皮下注射

注射时以左手拇指和食指提起皮肤，右手持注射器，将其连有的注射针刺入皮下，若针头容易摆动则证明针头已在皮下，推送药液，缓慢拔针，并稍微用手指按压针刺部位，以防药液外漏。一般狗、猫的皮下注射部位多在大腿外侧，兔可在背部或耳根部，豚鼠在后大腿的内侧、背部或肩部，大鼠可在侧下腹部，小鼠可在颈背部皮肤，蛙则可选在脊背部淋巴腔部。

（二）皮内注射

皮内注射时需将注射的局部脱去被毛，消毒后用左手拇指和食指按住皮肤并使之绷紧，在两指之间，用皮试针头紧贴皮肤表层刺入皮内，然后再向上挑起并再稍刺入，进针要浅。针头不能左右摆动时可注射药液，注射时可感到很大阻力。注射后可见皮肤表面鼓起一个白色小皮丘且不会很快消失，注射后需停留5分钟再拔出针头，以免药液从针孔漏出。

（三）肌肉注射

当给动物注射不溶于水而溶于油或其他溶剂中的药物时，常采用肌肉注射，应选用肌肉发达、无大血管通过的部位，一般多选臀部或股部。注射时先固定好动物，消毒后使注射器与肌肉成60°迅速刺入肌肉，回抽针栓如无回血即可进行注射。给小鼠、大鼠、豚鼠等小动物作肌肉注射时，也可选择大腿外侧肌肉注入药液。

（四）腹腔注射

用大、小鼠做腹腔注射时，需以左手抓取并固定好动物，使腹部向上，右手将注射针头于下腹部稍左或偏右的位置，从下腹部朝头方向几乎平行地刺入皮下，使针头向前推 0.5～1.0cm，再以 45°角穿过腹肌，当针头进入腹腔时有落空感，固定针头，回抽无血、尿及肠液后缓缓注入药液，为避免伤及内脏可使动物处于头低位，使内脏移向上腹。若实验动物为家兔，进针部位为下腹部距腹白线 1cm 处，狗在脐后腹白线侧 1～2cm 处。

（五）静脉注射

1. 兔

兔耳部血管分布清晰。兔耳中央为动脉，耳外缘为静脉，内缘静脉深不易固定，故不用。外缘静脉表浅易固定，故常用。先拔去注射部位的被毛，用手指弹动或轻揉兔耳，使静脉充盈，左手食指和中指夹住静脉的近端，拇指绷紧静脉的远端，无名指及小指垫在下面，右手持注射器连 5 号针头尽量从静脉的远端刺入，移动拇指于针头上以固定针头，放开食指和中指将药液注入，然后拔出针头用手压迫针眼片刻。

2. 小白鼠和大白鼠

一般采用尾静脉注射，鼠尾静脉有三根，左右两侧及背侧各一根，左右两侧尾静脉比较容易固定，多采用，背侧一根也可采用，但位置不容易固定。操作时先将动物固定在暴露尾部的鼠尾固定器中（可用烧杯、铁丝罩或粗试管代替），使尾巴露出。尾部用 45～50℃的温水浸润半分钟或用 75% 乙醇反复擦拭，使血管扩张，并可使表皮角质软化。注射时，先以左手拇指和食指捏住尾根部，转动尾部使其侧面朝上，使血管更加扩张，尾静脉显得更清楚，再以左手拇指和食指捏住鼠尾两侧，使静脉充盈，用中指从下面托起尾巴，以无名指和小指夹住尾巴的末梢，采用右手持注射器 4（1/2）号细针头，对准血管中央以小于 30°角进针，一般尽量选用尾静脉下 1/3 处，距尾尖 2～3 cm，此处皮薄易于刺入。当针头在尾静脉平行推进少许后，左手的三指将针头和鼠尾一起捏住并固定。先缓注少量药液，如无阻力说明针头已进入静脉，可继续注入。如出现白色皮丘说明未刺入血管，应拔出针头重新穿刺。注射完毕后把尾部向注射侧弯曲以止血。如需反复注射，应尽可能从末端开始，以后向尾根部方向移动注射。

3. 豚鼠

一般采用前肢皮下头静脉或后肢小隐静脉或者浅背侧足中静脉注射，此外豚鼠的耳缘静脉也可注射。豚鼠的静脉管壁较脆，注射时应特别注意。

4. 狗、猫

狗静脉注射多选前肢背侧皮下头静脉或后肢小隐静脉注射。注射前将动物侧卧。并剪去注射部位的被毛，用碘酒和 75% 酒精消毒，用胶皮带扎紧（或用手抓紧）静脉近心端使血管充盈，从静脉的远心端将注射针头平行刺入血管，待有回血后松开胶皮带或手，缓缓注入药液。猫的给药方式与狗类似。

（六）经口给药

在急性试验中，经口给药多用灌胃法，即用灌胃器将药灌到动物胃中。此法剂量准确，适用于小鼠、大鼠、家兔等动物。但每天强制性操作和定时给药会对动物造成一定程度的机械性损伤和心理影响，要减少这些不良影响，必须充分掌握灌胃技术。操作前，用灌胃针或灌胃管大致估测一下从口腔至胃（最后一根肋骨后）的长度，根据此距离估计灌胃针或灌胃管插入的深度。成年动物插入的深度，小鼠 3～4cm，大鼠或豚鼠 4～6cm，方可将药物注入。各种动物一次灌胃能耐受的最大容积小鼠 0.5～1.0mL，大鼠 4～7mL，豚鼠 4～7mL，家兔 80～150mL，狗 200～500mL。

1. 大鼠、小鼠（或豚鼠）灌胃

灌胃时将灌胃针按在注射器上，吸入药液。左手抓住鼠背部及颈部皮肤将动物固定，右手持注射器将灌胃针插入动物口中，沿咽后壁徐徐插入食道。动物应固定成垂直体位，针插入时应无阻力。若感到阻力或动物挣扎时，应立即停止进针或将针拔出，以免损伤或穿破食道以及误入气管。

2. 狗、兔、猫、猴灌胃

灌胃时先将动物固定，再将特制的扩口器放入动物口中，扩口器的宽度可视动物口腔大小而定，如狗的扩口器可用木料制成长方形，长 10～15cm，粗细应适合狗嘴，直径 5～10cm，中间有一直径为 2～3cm 的小孔。灌胃时将扩口器放于上述动物上下门牙之后，并用绳将它固定于嘴部，将带有弹性的灌胃管（常用导尿管代替），经扩口器上的小圆孔插入沿咽后壁进入食道，此时应检查导管是否正确插入食道，可将导管外口置于一盛水的烧杯中，如不发生气泡，即认为此导管是在食道中，未误入气管，即可将药液灌入。

另外，给狗、兔等动物灌胃时，不用扩口器也能顺利将药液灌入胃内，狗灌胃时用 12 号灌胃管，左手抓住狗嘴，右手中指由右嘴角插入，摸到最后一对臼齿后的天然空隙，胃管由此空隙顺食管方向不断插入约 20cm 可达胃内，将胃管另一端插入水中，如不出气泡，表示确已进入胃，未误入气管，即可灌入。

（七）其他途径给药

1. 呼吸道给药

呈粉尘、气体蒸气或雾等状态存在的药物或毒气，均需要通过动物呼吸道给药。如一般实验时给动物乙醚做吸入麻醉，给动物吸一定量的氨气、二氧化碳等观察呼吸、循环等变化；给动物定期吸入一定量的二氧化硫、锯末烟雾等可造成慢性气管炎动物模型等；在毒物学实验中应用更为广泛。

2. 皮肤给药

为了鉴定药物或毒物经皮肤的吸收作用、局部作用、致敏作用和光感作用等，均需采用经皮肤给药方法。如家兔和豚鼠常采用背部一定面积的皮肤脱毛后，将一定药液涂在皮肤上，药液经皮肤吸收。

3. 脊髓腔内给药

脊髓腔内给药主要用于椎管麻醉或抽取脑脊液。家兔椎管内注射方法：将家兔自然俯卧，尽量使其尾部向腹侧屈曲，用粗剪刀将第七腰椎周围背部毛剪去，用 3% 碘酊消毒，干后再用 75% 乙醇将碘酒擦去。在兔背部髂骨脊连线之中点稍下方摸第七腰椎间隙插入腰椎穿刺针头，当针到达椎管内时（株网膜下腔）可见到兔的后肢跳动，即证明穿刺针头已进入椎管。这时不要再向下刺，以免损伤脊髓。固定好针头，即可将药物注入。

4. 小脑延髓池给药

小脑延髓池给药是在动物麻醉情况下进行的，常采用大型动物，小型动物很少采用。将狗麻醉后，使狗头尽量向胸部屈曲，用左手摸到其第一颈椎上方的凹陷（枕骨大孔），固定位置，右手取 7 号钝针头（将针头尖端磨钝），由此凹陷的正中线上，沿着平行狗的方向小心地刺入小脑延髓池。当针头正确刺入小脑延髓池时，注射者会感到针头再向前穿时无阻力，同时可以听到很轻的"咔嚓"一声，即表示针头已穿过硬脑膜进入小脑延髓池，而且可抽出清亮的脑脊液。注射药物前先抽出一些脑脊液，抽取量根据实验需要注入多少药液决定，即注入多少抽取多少，以保持原来脑脊髓腔里的压力。

5. 脑内给药

脑内给药常用于微生物学动物实验，将病原体等接种于被检动物脑内，然后观察接种后的各种变化。小鼠脑内给药时，选套有塑料管、针尖露出 2mm 深的 5（1/2）针头，由鼠正中额部刺入脑内，注入药物或接种物。给豚鼠、兔、狗等进行脑内注射时，须先用穿颅钢针穿透颅骨，再用注射器针头刺入脑部，再徐徐注入被检物。注射速度一定要慢，避免引起颅内压急骤升高。

6. 直肠内给药

直肠内给药常用于动物麻醉。家兔直肠内给药时，取灌肠用的胶皮管或用 14 号导尿管代替。在胶皮管或导尿管头上涂上凡士林，由助手使兔蹲卧于桌上，以左臂及左腋轻轻按住兔头及前肢，以左手拉住兔尾，露出肛门，并用右手轻握后肢；实验者将橡皮管插入家兔肛门内，深度 7 ~ 9cm，如为雌性动物，注意勿误插入阴道（肛门紧接尾根）。橡皮管插好后，将注射器与橡皮管套紧，即可灌注药液。

7. 关节腔内给药

关节腔内给药常用于关节炎的动物模型复制。兔给药时，将兔仰卧固定于兔固定台上，剪去关节部被毛，用碘酒或 75% 乙醇消毒，然后用手从下方和两旁将关节固定，把皮肤稍移向一侧，在髌韧带附着点处上方约 0.5cm 处进针。针头从上前方向下后方倾斜刺进，直至针头遇阻力变小，然后针头稍后退，以垂直方向推到关节腔中。针头进入关节腔时，通常可有好像刺破薄膜的感觉，表示针头已进入膝关节腔内，即可注入药液。

二、实验动物的麻醉

用物理或化学的方法，消除实验动物在实验过程中所致的疼痛和不适感觉，保障实验动物的安全，使动物在实验中服从操作，确保动物实验顺利进行。值得注意的是动物麻醉与人类的麻醉有所不同，特别是在麻醉的毒副作用、使用剂量等与人类是有差别的，不能完全通用。

（一）常用的麻醉剂

动物实验中常用的麻醉剂分为两类：挥发性麻醉剂、非挥发性麻醉剂。

1. 挥发性麻醉剂

挥发性麻醉剂包括乙醚、氯仿等。乙醚吸入麻醉适用于各种动物，其麻醉量和致死量差距大，所发安全度亦大，动物麻醉深度容易掌握，而且麻醉后苏醒较快；其缺点是对局部刺激作用大，可引起上呼吸道黏膜液体分泌增多，再通过神经反射可影响呼吸、血压和心跳活动，并且容易引起窒息，故在吸入乙醚时必需有人照看，以防麻醉过深而出现以上不良情况。

2. 非挥发性麻醉剂

非挥发性麻醉剂种类较多，包括苯巴比妥钠、戊巴比妥钠、硫喷妥钠等巴比妥类的衍生物，氨基甲酸乙酯和水合氯醛。这些麻醉剂使用方便，一次给药可维持较长的麻醉时间，麻醉过程较平衡，动物无明显挣扎现象，但缺点是苏醒较慢。

（二）常用的麻醉方法

1. 全身麻醉

（1）吸入麻醉　用一块圆玻璃板和一个钟罩或一个密闭的玻璃箱作为挥发性麻醉剂的容器，多选用乙醚作为麻药。麻醉时用几个棉球，将乙醚倒入其中，迅速转入钟罩或箱内让其挥发，然后投入待麻醉动物，隔 4～6 分钟即可麻醉。麻醉后应立即取出，并准备一个蘸有乙醚的棉球小烧杯，待动物麻醉变浅时可套在鼻上使其补吸麻药。本法最适于大鼠、小鼠的短期操作性实验的麻醉，当然也可用于体型较大的动物，只是要求有麻醉口罩或较大的玻璃箱。由于乙醚的燃点很低、遇火极易燃烧，所以在使用时一定要远离火源。

（2）腹腔和静脉给药麻醉　非挥发性麻醉剂、中药麻醉剂均可用作腹腔和静脉注射麻醉，操作简便，是实验室最常采用的方法之一。腹腔给药麻醉多用于小鼠、大鼠和豚鼠，较大的动物如兔、狗等多用静脉给药进行麻醉。由于各麻醉剂的作用长短及毒性有差别，所以在腹腔和静脉麻醉时一定要控制药物的浓度和注射量。

2. 局部麻醉

（1）猫　局部麻醉一般应用 0.5%～1.0% 盐酸普鲁卡因注射。黏膜表面麻醉宜用 2% 盐酸可卡因溶液。

（2）兔　在眼球手术时，可于结膜囊滴入 0.02% 盐酸可卡因溶液，数秒钟即可出现麻醉感。

（3）狗　局部麻醉用 0.5%～1% 盐酸普鲁卡因溶液注射。眼、鼻、咽喉表面麻醉可用 2% 盐酸可卡因。

3. 麻醉注意事项

（1）静脉注射必须缓慢，同时观察肌肉紧张性、角膜反射和对皮肤夹捏的反应，当这些活动明显减弱或消失时立即停止注射。配制的药液浓度要适中，不可过高以免麻醉过急；但也不能过低，以减少注入溶液的体积。

（2）麻醉时需注意保温。麻醉期间，动物的体温调节机能往往受到抑制，体温下降可影响实验的准确性，此时常需采取保温措施。保温的方法包括实验桌内装灯、电褥、台灯照射等。无论用哪种方法加温都应根据动物的肛门体温而定。常用实验动物的正常体温，猫为 38.6 ± 1.0℃，兔为 38.4 ± 1.0℃，大鼠为 39.3 ± 0.5℃。

（3）在寒冷的冬季，麻醉剂在注射前应加热至动物体温水平。

三、实验动物的取样

（一）实验动物采血方法

实验研究中，经常要采集实验动物的血液进行常规检查或某些生物化学分析，故必须掌握血液的正确采集、分离和保存的操作技术。

采血方法的选择，主要决定于实验的目的所需血量及动物种类。凡用血量较少的检验，如红细胞计数、白细胞计数、血红蛋白测定、血液涂片及酶活性微量分析法等，可刺破组织取毛细血管的血。当需血量较多时可静脉采血。静脉采血若需反复多次，应自远离心脏端开始，以免发生栓塞而影响整条静脉。如果要研究药物对肺功能、血液酸碱平衡、水盐代谢紊乱的影响，需要比较动脉、静脉血氧分压、二氧化碳分压、血液 pH 值，以及 K^+、Na^+、Cl^- 离子浓度，那么就还需要采集动脉血液。

采血时要注意：①采血场所有充足的光线；室温夏季最好保持在 25～28℃，冬季15～20℃为宜。②采血用具有采用部位一般需要进行消毒。③采血用的注射器和试管必须保持清洁干燥。④若需抗凝全血，在注射器或试管内需预先加入抗凝剂。现将采用血方法按动物和部位分别加以介绍。

1. 小鼠和大鼠采血法

（1）割（剪）尾采血　当所需血量很少时采用本法。固定动物并露出鼠尾，将尾部毛剪去后消毒，然后浸在 45℃左右的温水中数分钟，使尾部血管充盈。再将尾擦干，用锐器（刀或剪刀）割去尾尖 0.3～0.5cm，让血液自由滴入盛器或用血红蛋白吸管吸取，采血结束后对伤口进行消毒并压迫止血。也可在尾部做一横切口，割破尾动脉或静脉，收集血液的方法同上。每鼠一般可采血十余次。小鼠每次可取血 0.1mL，大鼠0.3～0.5mL。

（2）鼠尾刺血法　大鼠用血量不多时（仅做白细胞计数或血红蛋白检查），可采用本法。先将鼠尾用温水擦拭，再用 75% 乙醇消毒和擦拭，使鼠尾充血。用 7 号或 8 号注射针头，刺入鼠尾静脉，拔出针头时即有血滴出，一次可采集 10～50μL。如需长期反复取血，应先靠近鼠尾末端穿刺再逐渐向近心端穿刺。

（3）眼眶静脉丛采血　采血者的左手拇食两指从背部较紧地握住小鼠或大鼠的颈部（大鼠采血需带上纱手套），注意防止动物窒息。当取血时左手拇指及食指轻轻压迫动物的颈部两侧，使眶后静脉丛充血。右手持接有 7 号针头的 1mL 注射器或长颈（3～4cm）硬质玻璃管（毛细管内径 0.5～1.0mm，浸入 1% 肝素溶液，干燥后使用），使采血器与鼠面成45℃的夹角，由眼内角刺入，针头斜面先向眼球，刺入后再转180度使斜面对着眼眶后界。刺入深度为小鼠2～3mm、大鼠4～5mm。当感到有阻力时即停止推进，同时将针退出0.1～0.5mm，边退边抽。若穿刺适当，血液自然流入毛细管中，当得到所需的血量后应除去加于颈部的压力，同时将采血器拔出，出血即可停止，亦可同时用消毒纱布轻压眼部片刻。若技术熟练，用本法短期内可重复采血。左右两眼轮换更好。体重20～25g的小鼠每次可采血0.2～0.3mL，体重200～300g大鼠每次可采血0.5～1.0mL，适用于某些生物化学项目的检验。

（4）断头取血　采血者的左手拇指和食指从背部较紧地固定住大（小）鼠，并使动物头朝下倾的姿势。右手用剪刀迅速剪掉动物头部，让血自由滴入容器。小鼠采血量0.8～1.2mL，大鼠采血量5～10mL。

（5）心脏采血　鼠类的心脏较小、心率较快，心脏采血比较困难，故少用。活体采血可先将动物进行乙醚麻醉，然后把动物仰卧位固定，剪去心前区毛并消毒皮肤。在左胸3～4肋骨间用左手食指摸到心搏最强处，右手持注射器垂直胸壁由此进针，当感到有落空感时，可注意到针尖随心搏而动，这时插入心脏可见血液按心搏的力量自然进到注射器。采血完毕，缓慢抽针并压迫止血，动作要迅速，缩短留针时间以防血液凝固。如无血液流入注射器，可一边退针，一边抽吸，一旦抽到血液立即停止进针或退针，固定好注射器继续采血。注意只能垂直进针退针，切不可左右、前后摆动针头，以免刺破心脏。如没刺准心脏，将针头抽出重刺，不可在心脏周围乱探。要缓慢而稳定地抽吸，否则会因真空度太高而使心脏塌陷。若做开胸一次死亡采血，先将动物做深麻醉，打开胸腔暴露心脏，用针头刺入右心室吸取血液。小鼠采血量0.5～0.6mL，大鼠采血量0.8～1.2mL。

（6）颈动静脉采血　动物麻醉，仰位固定，切开颈部皮肤分离皮下结缔组织，使颈静脉充分暴露，可用注射器吸出血液。在气管两侧分离出颈动脉，离心端结扎，向心端剪口将血滴入试管内。

（7）腹主动脉采血　动物麻醉，仰卧固定在手术架上，从腹正中线皮肤切开腹腔，使腹主动脉清楚暴露。用注射器吸出血液，防止溶血；或用无齿镊子剥离结缔组织，夹住动脉近心端，用尖头手术剪刀剪断动脉，使血液喷入容器。

（8）股动/静脉采血　先由助手握住动物，采血者左手拉直动物下肢，使静脉充盈。或者以搏动为指标，右手用注射器刺入血管。体重15～20g小鼠采血量为0.2～0.8mL，大鼠采血量为0.4～0.6mL。

2.豚鼠采血法

（1）耳缘剪口采血　耳消毒后，用锐器（刀或刀片）割破耳缘，在切口边缘涂抹20%柠檬酸钠溶液阻止血凝，血可自切口自动流出进入容器。操作时，使耳充血效果较好。每次可采血0.5mL左右。

（2）心脏采血　方法同大小鼠的心脏采血，选心搏最强处把注射针刺入心脏，血液即流入针管。针头应稍细长些，以免穿刺孔出血。因豚鼠身体较小，一般可不必将动物固定在解剖台上，而可由助手握住前后肢进行采血即可。成年豚鼠每周采血量应不超过

10mL 为宜。

（3）股动脉采血　将动脉仰位固定在手术台上，剪去腹股沟区的毛，麻醉后用碘酒局部消毒，切开长 2～3cm 的皮肤，使股动脉暴露及分离，然后用镊子提起股动脉，远心端结扎，近心端用止血钳夹住，在动脉中央剪一小孔，用无菌玻璃小导管或聚乙烯、聚四氟乙烯管插入，放开止血钳血液可由导管口流出。本法一次可采血 10～20mL。

（4）足背正中静脉取血　固定动物，将其左膝或右膝关节伸直，动物脚背消毒，找出足背正中静脉后，以左手的拇指和食指拉住豚鼠的趾端，右手拿注射针刺入静脉。拔针后立即出血，呈半球状隆起。采血后用纱布或脱脂棉压迫止血。反复采血时，两后肢交替使用。

3. 兔采血法

（1）耳缘静脉采血　常用于多次反复取兔血用，因此保护耳缘静脉防止栓塞的发生就显得特别重要。将兔放入仅露出头部及两耳的固定盒中，或由助手以手扶住。选耳缘静脉清晰的耳朵，将其局部的被毛拔去，用 75% 乙醇消毒，待干。用手指轻轻摩擦兔耳，使静脉扩张，用 5（1/2）号注射针头在耳缘静脉末端刺破血管，待血液漏出取血。也可将注射器连的针头刺入耳缘静脉抽取血液，取血完毕用棉球压迫止血，此方法一次最多可采血 5～10mL。

（2）耳中央动脉采血　将兔置于兔固定筒内，在兔耳的中央有一条较粗、颜色较鲜红的中央动脉，用左手固定兔耳，右手取注射器，在中央动脉的末端，沿着动脉平行地向心方向刺入动脉，即可见动脉血进入针筒，取血完毕后注意止血。但抽血时应注意，由于兔耳中央动脉容易发生痉挛性收缩，因此抽血前，必须先让兔耳充分充血，在动脉扩张，而又未发生痉挛性时迅速进行抽血，如果等待时间过长，动脉经常会发生较长时间的痉挛性收缩。取血用的针头一般用 6 号针头，不要太细。针刺部位从中央动脉末端开始，不要在近耳根部取血，因耳根部软组织厚，血管位置略深，易刺透血管造成皮下出血。此法一次抽血可达 15mL。

（3）心脏采血　具体方法同大小鼠的心脏采血方法。将家兔仰卧固定，经左侧第三、四根肋骨间垂直胸壁穿刺，约 3cm 即可，刺入心脏后手能感到心脏搏动，血液随即进入针管。取得所需血量后，要迅速拔出针头，以缩短在心脏内的留针时间和防止血液凝固。采血中回血不好或动物躁动，应立即拔出针头，重新确认心脏搏动后再次穿刺采血。此法一次可采血 20～25mL。6～7 天后，可以重复进行心脏采血。

（4）后肢胫部皮下静脉取血　将兔仰卧固定于兔固定板上，或由一人将兔固定好。拔去胫部被毛，在胫部上端股部扎以橡皮管，则在胫部外侧浅表皮下，可清楚见到皮下静脉。用左手两指固定好静脉，右手取带有 5（1/2）号针头的注射器内皮下静脉平行方向刺入血管，抽一下针栓，如血进入注射器，表示针头已刺入血管，即可取血。一次可取 2～5mL。取完后必须用棉球压迫取血部位止血，时间要略长些，因此处不易止血。如止血不妥，可造成皮下血肿，影响多次取血。

（5）股静脉、颈静脉取血　先作股静脉和颈静脉暴露分离手术。

股静脉取血：注射器平行于血管，从股静脉下端向心方向刺入，徐徐抽动针栓即可取血。抽血完毕后要注意止血。股静脉较易止血，用于纱布轻压取血部位即可。若连续多次取血，取血部位宜尽量选择靠远心端。

外颈静脉取血：注射器由近心端（距颈静脉分支 2 ～ 3cm 处）向头侧端顺血管平等方向刺入，使注射针一直深至颈静脉分支叉处，即可取血。此处血管较粗，很容易取血，取血量也较多，一次可取 10mL 以上。取血完毕，拔出针头，用干纱布轻轻压迫取血部位也易止血。急性实验的静脉取血，用此法较方便。

4. 狗和猫采血法

狗和猫的采血法基本相同。常采用前肢的皮下头静脉、后肢的小隐静脉、耳缘静脉取血。需大量血液时可从颈静脉取血。

（1）后肢外侧小隐静脉和前肢背侧皮下头静脉采血　此法最常用，且方便。后肢外侧小隐静脉在后肢胫部下 1/3 的外侧浅表的皮下，由前侧方向后行走。抽血前，使动物侧卧或伏卧，固定好后，将抽血部位的毛剪去，用碘酒或 75% 乙醇消毒皮肤。采血者左手握紧剪毛区上部，使下肢静脉充盈，右手用连有 6 号或 7 号针头的注射器迅速穿刺入静脉，左手放松，固定针头，以适当速度抽血（以无气泡为宜）。若仅需少量血液，可以不用注射器抽取，只需用针头直接刺入静脉，待血从针孔自然滴出，放入容器或作涂片。采集前肢背侧皮下头静脉血时，操作方法基本与上述相同。一只动物一般采 10 ～ 20mL 的血并不困难。

（2）股动脉采血　此法为采集动脉血最常用的方法，操作也较简便。稍加训练的动物，在清醒状态下将动物卧位固定于动物解剖台上，伸展后肢向外伸直，暴露腹股沟三角动脉搏动的部位，剪毛，用碘酒消毒。左手中指、食指探摸股动脉跳动部位，并固定好血管，右手取连有 5（1/2）号针头的注射器，针头由动脉跳动处直接刺入血管，若刺入动脉一般可见鲜红血液流入注射器，有时需微微转动一下针头或上下移动一下针头，方见鲜血流入。有时可能刺入静脉，则必须重抽。待抽血完毕，迅速拔出针头，用干药棉压迫止血 2 ～ 3min。

（3）心脏采血　将动物麻醉，固定在手术台上，前肢向背侧方向固定，暴露胸部，将左侧第 3 ～ 5 根肋骨间的被毛剪去，用碘酒或 75% 乙醇消毒皮肤。采血者用左手触摸左侧第 3 ～ 5 根肋骨间处，选择心跳最强处穿刺。一般选择胸骨左缘外 1cm 第 4 根肋骨间处。取连有 6（1/2）号针头的注射器，由上述部位进针，向动物背侧方向垂直刺入心脏。采血者可随针感觉到心跳，随时调整刺入方向和深度，摆动的角度要尽量小，避免损伤心肌过重，或造成胸腔大出血。当针头正确刺入心脏时，血即可流入注射器。可抽取多量血液。

（4）耳缘静脉采血　本法宜取少量血液作血常规或微量酶活力检查等。有训练的狗不必绑嘴，剪去耳尖部短毛，即可见耳缘静脉，手法基本与兔相同。

（5）颈静脉　将动物麻醉后固定，取侧卧位，剪去颈部被毛，用碘酒和酒精消毒皮肤。将动物颈部拉直，头尽量后仰。用左手拇指压住颈静脉入胸部的皮肤，使颈静脉怒张，右手持连有 6（1/2）号针头的注射器，针头沿血管平行方向，向心端刺入血管。由于此静脉在皮下易滑动，针刺时除需用左手固定好血管外，刺入要准确。取血后注意压迫止血。采用此法一次可取较多量的血。

实验动物体液采集方法实验动物采集的各种体液除血液外，还包括淋巴液、消化液、脑脊髓液、尿液、精液、阴道内液体等。

（二）实验动物淋巴液的采集

实验动物全身各淋巴管最后均汇总成两条最大的淋巴管，即胸导管和右淋巴管，要从这两条淋巴管内采集淋巴液，首先要了解实验动物的解剖位置和特点。

1. 解剖位置和特点

（1）胸导管　胸导管是实验动物全身最粗的一条淋巴管，是动物淋巴系统的主要集合处。起始部为一长而不整形的膨大部，叫乳糜池，位于第一腰椎的腹侧面，主动脉的左侧。经膈肌的主动脉裂孔进入胸腔，沿主动脉与奇静脉之间移行，于第六胸椎部斜过食管，沿气管的左侧向前达到胸前口，进入前腔静脉。胸导管主要汇集实验动物下半身全部（膈以下）、左侧头颈部、左上肢和左半胸的淋巴。

（2）右淋巴管　为集合动物头、颈、胸的右侧部及右前肢淋巴结的输出管。一般由右腋下淋巴结、颈后淋巴结的输出管与右气管淋巴管相汇合而成。在右颈静脉与右锁骨下静脉相交处汇合成一个膨大处称为内壶腹。内壶腹发出一支较粗的淋巴管，经右锁骨下静脉的腹侧行走，此淋巴管即为右淋巴管。

2. 采集淋巴液的方法

分离暴露实验动物胸导管或右淋巴管。在左颈静脉与左锁骨下静脉交界处，靠左锁骨下静脉的背面即可找到胸导管。右淋巴管在实验动物右颈静脉与右锁骨下静脉交界处很容易找到。插管收集淋巴液时，在暴露的胸导管或右淋巴管下做标记（穿根线）。不要把淋巴管与周围组织分离得太彻底，以增加淋巴管的张力，使插管容易插入。左手将淋巴管提起，右手持 1mm 左右粗细的塑料管，小心插入胸导管或右淋巴管，即可收集到呈白色的淋巴液。

采集狗胸导管淋巴液的具体操作如下。

（1）将狗用乙醚麻醉，并以仰卧位固定在实验台上。

（2）剃除颈前毛，在甲状软骨下颈前正中线直线切开皮肤，切口下达胸骨上缘，从该切口下端向右再做一条长约 10cm 的切口，这两条切口彼此垂直。逐步分离左颈外静脉，沿此静脉向心脏端剥离，直至暴露出锁骨下静脉。

（3）胸导管在这两条静脉交接处的后方注入静脉。在此处插入导管（导管可用塑料管拉成），分离暴露淋巴管时，注意不必与周围组织分离得太干净，应使淋巴管周围保持一定的组织，增加淋巴管的张力，以便插入导管时更容易。插管可选用直径 1mm 左右的塑料管，小心插入胸导管，顺淋巴流连接好，即可收集到淋巴液。可采取压迫胸导管的方法判断淋巴流的方向，即压一小段胸导管看其两侧的充盈情况，其充盈端为淋巴束络，萎陷端为进入静脉部。

（三）实验动物消化液的采集

1. 唾液

犬的唾液腺有腮腺、颌下腺和舌下腺三对，所分泌的唾液，分别由三对唾液腺管开口于口腔。

（1）刺激法 即通过食物的颜色、气味等刺激动物的视觉、嗅觉而致动物消化液分泌增加的方法。

（2）直接抽吸法 在急性实验中，可用吸管直接插入动物口腔或唾液腺导管抽吸唾液，此法非常简单，但从口腔抽吸唾液会有杂质混入。

（3）制备腮腺瘘法 在慢性实验中，收集狗的唾液，要用外科手术方法将腮腺导管开口移向体外，即以腮腺导管开口为中心，切成一直径为 2～3cm 的圆形黏膜片，将此黏膜片与周围组织分开，穿过皮肤切口引到颊外，将带有导管开口的黏膜片与周围皮肤缝合，腮腺分泌的唾液就流出颊外。这种方法可以收集到比较纯净的唾液。

（4）狗颌下腺排泄管插管法 狗经麻醉后仰卧固定在手术台上，向后肢静脉内插入一静脉插管，需要时可通过插管进行追补麻醉。由下颌部开始进行颈部剃毛，做皮肤切开，找到颌下腺排泄管、舌下腺排泄管、舌神经及鼓索神经。在颌下腺排泄管上做一小口，然后插入聚乙烯管，固定结扎，在舌神经头端结扎、切断，保留鼓索神经。当刺激舌神经外周端时有唾液流出。为便于观察刺激引起的唾液在管内上升的高度，可在管的末端注入红墨水等带色液体。

2. 胃液

（1）直接收集胃液法 急性实验时，先将动物麻醉。如果是犬，可以用插胃管法收集胃液，胃液自行流出，或用注射器连在灌胃管的出口端，轻轻抽吸，采集胃液；如是大鼠，需手术剖腹，从幽门端向胃内插入一塑料管，再由口腔经食道将一塑料管插入前胃，用 pH7.0、35℃左右的生理盐水，以 12mL/h 的流速灌胃，收集流出液，进行分析。

（2）制备胃瘘法 在慢性实验中，收集胃液多用胃瘘法，如全胃瘘法、巴氏小胃瘘法、海氏小胃瘘法等。制备小胃是将动物的胃分离出一小部分，缝合起来形成小胃，主胃与小胃互不相通，主胃进行正常消化，从小胃可收集到纯净的胃液。应用该法，可以待动物恢复健康后，在动物清醒状态下反复收集胃液。

（3）犬全胃收集胃液法 犬禁食 12 小时后，用 3% 戊巴比妥钠溶液静脉注射麻醉后，背卧固定于保温的固定台上。在腹部、髂关节等处剪毛。先作血管插管，切开髂关节内侧皮肤，露出股静脉、结扎其外周端以后，将静脉插管插入近心端并固定。插管的另一端与装有戊巴比妥钠的注射器相连接，当麻醉变浅时，可随时追补注射少量麻醉药，以维持适当的麻醉深度。然后开腹，由剑突下外始沿腹白线向下做正中切开。分离走行于胃贲门部外表面的迷走神经，使其与贲门部分开。在食道下端的无血管及神经区，用两把肠钳并排夹住，相距 1cm，沿此用刀将胃与食道切断分开。幽门部同样操作，将胃与十二指肠切断分开。然后将十二指肠断端与食道下端做端端吻合。如果十二指肠口比食道小，则做端侧吻合，尔后将胃的贲门与幽门断端分别作双层缝合。在胃前壁近端做切口，埋入胃瘘管，缝合，局部用大网膜覆盖以防渗漏。在原腹部切口的左侧另作一小口，将管经此引出，缝合于皮肤表面。经静脉插管将乙酰胆碱溶液（5×10^{-5}g/mL）或四肽胃泌素溶液（10^{-5}g/mL）1mL注入静脉。注完后需再补加注生理盐水，以使静脉插管内的药液能全部进入血液内。

3. 胰液

将实验动物的十二指肠及与十二指肠连接的胰腺手术方法取出，并把胰腺向上翻过来，仔细分离出胰大管或胰小管。一般从胰大管采集胰液，在胰大管上插入适当粗细的塑料管，就可采集到胰液。大鼠的胰管与胆管汇集于一个总管，在其入肠处插管固定，并在近肝门处结扎和另行插管，可分别收集到胰液和胆汁。有时也可通过制备胰瘘来获得胰液。

大鼠胰液的收集方法如下。

麻醉大鼠，在固定板上仰卧固定。自上腹部剑状突部位向下做3cm左右腹正中切口，用眼科钳柄将肝脏向上翻起，找出十二指肠与胃的交界处，用1/0号线在交界处穿线备用。然后在十二指肠上离幽门2cm左右各处，可找到一根与十二指肠垂直、稍带黄色透明的细管，即胆总管。大鼠胰管很多，包括前大胰腺管、后大胰腺管，以及许多小胰腺管，大鼠的所有胰腺管均不直接开口于十二指肠，而是都开口于胆总管。因而胆总管是由肝总管和许多胰管一起汇合而成，并开口于十二指肠。肝总管由来自各肝叶的肝管汇集而成。在胆总管和十二指肠的交界处，用眼科弯镊分离出胆总管，注意不要弄破周围的小血管，并避免用手刺激胰腺组织，以免影响胰液的分泌。分离完毕，从胆总管下穿两根1/0号线，靠肠管的一根结扎，作为牵引线，用眼科剪在胆总管壁剪小斜口。将制作好的胰液收集管插入小口内。插进后，可见黄色胆汁与胰液混合液流出，结扎并固定，此管供收集胰液用。然后顺着胆总管可找到肝总管，结扎。此时，在胰液收集管内可见白色胰液流出。胰液收集管后端可接内径2mm的硅胶管，引出。胰液收集管可选用聚乙烯塑料软管，内径2mm，外径3mm，长3cm左右。用时将一端拉细（外径0.05mm），剪成斜口，在粗细交界处绕3～4圈0/0号缝合线。

4. 胆汁

将实验动物腹部剃毛消毒后，沿腹中线在剑突和脐之间做一切口，由于胆囊位置隐藏在肝的右外侧叶和中央叶之间，应将肝的右、中叶向外侧推开，使胆囊完全暴露，然后分离输胆总管。由输胆总管向胆囊方向插入一根细塑料管，轻轻压迫胆囊，胆汁就会自然流出。也可做胆囊瘘管，这样就可以长期地采取胆汁。

（1）胆囊瘘管法　挑选胸廓宽广平坦的狗做实验，麻醉后做腹壁切口，由剑突起沿中线向下切开约8～10cm。结扎胆总管前，须先剥离出约1.5cm长胆总管，在剥离段的两端各用一线结扎，再在两结扎间把胆总管切去约1cm，以防胆总管再行接通，用纱布剥离法把胆囊和肝组织分离，直到胆囊管为止。处理胆囊有两种方法，一种是安置一个金属套管于胆囊内，通过腹壁上的切口引至腹壁外；另一种是把胆囊底固定于腹壁筋膜，直接开口于皮外。插一直径约1cm的短橡皮管于胆囊内。再以两线把橡皮管固定，此橡皮管为短时间引流用，6～7天后可取下。最后缝合腹壁中线切口。术后应注意引流通畅，收集胆汁时，使狗站立在架上，用 7cm 长的橡皮管插入胆囊，外面罩以玻璃漏斗（漏斗柄内径与橡皮管外径相当）。橡皮管的下端穿过漏斗柄通入试管内。胆瘘管伤口周围的脓样黏液可存积于漏斗上，不混入胆汁中。

（2）胆总管插入法　大鼠急性实验时给大鼠灌 2.5mL 生理盐水，用 1.2g/kg 乌拉坦腹腔注射麻醉，然后将大鼠仰卧固定。腹部正中线剃毛后切开皮肤及腹腔 2cm，从幽门向下找到十二指肠乳头部，再追踪胆总管，轻轻剥离，从胆总管下面穿过两根细线，将靠近乳头部的线扎牢固定，将充满生理盐水的头皮针管向肝脏方向插入胆总管，用另一线扎牢，确认有胆汁流出后用橡皮胶布塑料管固定，由此管收集胆汁。头皮针插入胆总管后，注意勿使其扭曲，以免影响胆汁引流不畅。

（3）十二指肠瘘管收集胆汁法　狗麻醉后，沿中线切开腹壁，由胆总管入十二指肠的开口周围寻出胰腺小导管，结扎并切断。然后在十二指肠上正对着的胆总管开口处做一纵切口。对准该开口安置一相当大小的瘘管套管，套管的直径约 1.7cm，随即在腹壁右侧做一个穿透切口，将套管通到皮外，用套管塞将管口塞紧，最后缝合腹壁切口。收集胆汁时，使狗站在狗架上。将套管塞打开，即开始收集胆汁。

5. 肠液

采用无菌手术，在实验动物的小肠上做造瘘手术，把肠瘘管缝到腹壁肌上，瘘管口伸出到动物腹部的皮肤外面。待伤口愈合后，即可从肠瘘管中采集肠液。狗的肠液收集方法如下：先剃狗毛、消毒，然后沿腹白线做 6 ～ 8cm 长的皮肤切口，切口的下端应在脐的水平上或稍低，然后把腹壁内脂肪组织推向一旁，用手伸入右侧肋下，触到肛缘附近的十二指肠，并把它拉出到外面，如果可以看到胰腺头，说明所取的一段肠袢确实是十二指肠。为了游离一段肠袢，选取接近十二指肠的一段空肠，其长为 2.0 ～ 3.0cm。由于小肠这部分肠系膜非常短，不可能把整个肠袢拉到腹壁表面，故必须用手翻过所选样的那部分肠管壁。追踪肠管在深部的走行。应尽量选择肠系膜最短的一段来游离肠袢，结扎邻近的血管，将肠系膜及肠管切开、分离，余肠之切口做内翻缝合，并做侧侧或端端吻合。游离的肠袢的两端自右侧腹腔壁两个小切口引出。用特制的肠瘘管缝合于肠袢断端，并与肌层和皮肤缝合固定。也可直接将肠管断端缝合皮肤切口，但缝合时务必使肠骨稍高出皮肤切口，使肠黏膜稍呈外翻，以防日久瘘管闭合。为了便于区别，肠袢的近端缝合于肠壁上部的切口，远端缝合于下部切口，若在非实验期间，可将瘘管盖紧，实验时将盖旋下，由此插管收集肠液。

（四）实验动物尿液的采集

常用的采集方法较多，一般在实验前需给动物灌服一定量的水。

1. 代谢笼集尿法

将实验动物放在这种特制的笼内饲养，动物排便时，可通过笼子底部的大小便分离漏斗将尿液与粪便分开，达到采集尿液的目的。由于大、小鼠尿量较少，操作中的损失和蒸发、各鼠膀胱排空不一致等原因，都可造成较大的误差，因此一般需收集 5h 以上的尿液，最后取平均值。

2. 膀胱导尿法

直接从动物尿道插管到膀胱的方法。常用于雄性兔、雄性狗。动物轻度麻醉后，固定于手术台上。取一根粗细适当的导尿管，用液体石蜡湿润其头端，然后由尿道口徐徐插入，当导尿管插入膀胱时，尿液立即可从管中流出，证明插入正确。然后将导尿管固定好，就可采集尿液。

3. 压迫膀胱法

在实验研究中，有时为了某种实验目的，要求间隔一定时间，收集一次尿液，以观察药物的排泄情况。动物轻度麻醉后，实验人员用手在动物下腹部加压，手要轻柔有力。当加的压力足以使动物膀胱括约肌松弛时，尿液会自动由尿道排出。此法适用于兔、猫、狗等较大动物。

4. 穿刺膀胱法

动物麻醉后固定于手术台上，在耻骨联合至上腹正中线剪毛，消毒后进行穿刺，入皮后针头应稍改变一下角度，以避免穿刺后漏尿。

5. 输尿管插管法

在急性动物实验时，在实验动物输尿管内插入一根塑料套管收集尿液。现以狗的输尿管插管法为例，加以说明。将狗麻醉后，仰卧固定在实验台上。腹部剃毛消毒后，与耻骨联合上缘向上偏正中线 2cm 处做一切口（公狗应避开阴茎），先切开皮肤，再剪开腹壁及腹膜，小心操作，以免损伤腹腔脏器。找出膀胱，将其翻出腹外，在膀胱底两侧找到输尿管。在输尿管靠近膀胱处穿线结扎。在离此结扎点约 2cm 处的输尿管近肾端下方穿一根丝线，并扣一个松结。以有钩小镊提起输尿管管壁，于输尿管上剪一斜向肾侧的小口，从小口插入一根适当大小的充满生理盐水的细导管（插入端剪成斜面），并将松结打紧以固定插管，尿液慢慢由导管流出（头几滴是生理盐水）。将流出的尿液用量器收集或接在记滴器上，测量其尿液量。在实验过程中应经常活动一下输尿管插管，以防阻塞。在切口和膀胱处应盖上温湿的浸有生理盐水的纱布。

6. 膀胱插管法

腹部手术同输尿管插管法。将膀胱翻出腹外后，用丝线结扎膀胱颈部，阻断它同尿道的通路。然后在膀胱顶部避开血管剪一小口，插入膀胱漏斗，用丝线做以荷包缝合结扎固定。漏斗最好正对着输尿管在膀胱的入口处。注意不要紧贴膀胱后壁而堵塞输尿管。下端接橡皮管插入带刻度的容器内以收集尿液。

7. 剖腹采尿法

剖腹暴露膀胱，操作者的左手用无齿小平镊夹住一小部分膀胱壁，右手持针在小镊夹住的膀胱部位直视穿刺抽取尿液。可避免针头贴在膀胱壁上而抽不出尿液。

8. 反射排尿法

适用于小鼠，因小鼠被人抓住尾巴提起时排便反射比较明显，故需采取少量尿液时，可提起小鼠，将排出的尿液接到带有刻度的容器内。

（五）实验动物脑脊液的采集

脑脊液可以通过脊髓腔穿刺法采集，小动物也可通过枕骨大孔直接采集。

1. 狗、兔脑脊液的采集

通常采取脊髓穿刺法，穿刺部位在两髂骨连线中点稍下方第七腰椎间隙。动物轻度麻醉后，侧卧位固定，使头部及尾部向腰部尽量弯曲，剪去第七腰椎周围的被毛。消毒后操作者在动物背部用左手指、食指固定穿刺部位的皮肤，右手持腰穿刺针垂直刺入，当有落空感及动物的后肢跳动时，表明针已达到椎管内（蛛网膜下腔），抽去针芯，即见脑脊液流出。如无脑脊液流出，可能是没有刺破蛛网膜。

2. 大鼠脑脊液的采集

可采用枕骨大孔直接穿刺法，在大鼠麻醉后，头部固定于定向仪上。头颈部剪毛、消毒，用手术刀沿纵轴切一纵行切口（约2cm），用剪刀钝性分离颈部背侧肌肉。为避免出血，最深层附着在骨上的肌肉用手术刀背刮开，暴露出枕骨大孔。由枕骨大孔进针直接抽取脑脊液。抽取完毕缝好外层肌肉、皮肤。刀口处可撒些磺胺药粉防止感染。采完脑脊液后应注入等量消毒生理盐水，以保持原来脑脊髓腔里的压力。

（六）实验动物胸水的采集

收集胸水常采用穿刺法。如果实验不要求动物继续存活，也可以处死动物剖胸取胸水。穿刺部位在动物脊侧腋后线胸壁第 11 ～ 12 肋间穿刺较安全。此部位是肺最下界之外侧，既可避免损伤肺组织造成气胸，又易采集聚在膈肋窦的胸水。此外，也可在腹侧胸壁近胸骨左侧缘第 4 ～ 5 肋间隙穿刺。动物穿刺部位剪毛、消毒，操作者左手拇、食指绷紧肋间穿刺部位的皮肤，用带夹的橡皮管套上 12 ～ 14 号针头，沿肋骨前缘小心地垂直刺入。当有阻力消失或落空感时，表示已穿入胸腔。再接上针管，去除夹子，缓缓抽取胸水。如果有条件可在穿刺针头与注射器之间连一个三通管，但应注意正确运用三通管。穿刺结束应迅速拔出针头，轻揉穿刺部位，促进针孔闭合，并注意消毒。操作中严防空气进入胸腔，始终保持胸腔负压。穿刺应以手指控制针头的深度，以防穿刺过深刺伤肺脏。

（七）实验动物腹水的采集

动物取自然站立位固定。穿刺部位在耻骨前缘与脐之间，腹中线两侧。剪毛、消毒，局部浸润麻醉。操作者左手拇指、食指绷紧穿刺部位的皮肤，右手控制穿刺深度做垂直穿刺。注意不可刺得太深，以免刺伤内脏。穿刺针进入腹腔后，腹水多时可见腹水因腹压高而自动流出。腹水少时可轻轻回抽，并同时稍稍转动一下针头，一旦有腹水流出，立即固定好针头及注射器的位置连续抽吸。抽腹水时注意速度不可太快，腹水多时不要一次大量抽出，以免因腹压突然下降导致动物出现循环功能障碍等问题。

（八）实验动物精液的采集

1. 人工阴道采集精液

体型较大的实验动物，如狗、猪、羊等，可用一专门的人工阴道套在发情动物阴茎上，采集精液；也可将人工阴道置入雌性动物阴道内，待动物交配完毕后，取出人工阴道采集精液；还可以将人工阴道固定在雌性动物生殖器附近，雄性动物阴茎开始插入时，立即将阴茎移入人工阴道口，待其射精完毕后，采集人工阴道内的精液。

2. 阴道栓采集精液

大、小鼠雌雄交配后，24小时内可在雌性动物阴道口出现白色透明的阴道栓，这是雄鼠的精液和雌鼠阴道分泌物在阴道内凝固而成的，取阴道栓涂片染色可观察到凝固的精液。小鼠阴道栓容易脱落，检查时，还应在笼底寻找阴道栓。

3. 电刺激采精法

此法使用范围较广，可用于金黄地鼠、小鼠、大鼠、豚鼠。本法需要电刺激采精器。采精时，让雄性动物站立或侧卧固定，剪去包皮周围的被毛，用生理盐水冲洗并擦干，将电极棒插入直肠。靠近输卵管壶腹部的直肠底壁，插入深度为 1.0～1.5cm，兔深度约为 5cm，然后调节控制器，选择好频率，开通电源，调试电压从低到高，直至雄性动物伸出阴茎，勃起射精。如家兔采用 15～20Hz，3V、6V、9V 或 12V，100mA 的电流，通电时间维持 3～5 秒，间隔 5～10 秒。

4. 附睾内采精法

由于附睾内存有大量精子，可从成熟雄性动物附睾中直接采取精液。如把性成熟的雄性小鼠（2～6月龄）用颈椎脱白法处死后，立即摘出睾丸和附睾，在灭菌滤纸上去除血液和脂肪组织，然后用前端尖锐的剪刀剪开附睾尾，取出精子团。

5. 其他采集精液的方法

将发情的雌性动物和雄性动物放在一起，当雄性动物被刺激发情后，立即将雄性动物分开，再用人工法刺激其射精。也可按摩雄性动物的生殖器或用电刺激其发情中枢或性敏感区，使其射精。

（九）实验动物阴道内液体的采集

1. 刮取法

将光滑的玻璃小勺或牛角制的小刮片慢慢插入阴道内，在阴道壁上轻轻刮取一点阴道内含物，做涂片镜检或其他检查。

2. 冲洗法

用装有橡皮球的滴管，吸取灭菌生理盐水，轻轻插入实验动物的阴道内，反复冲洗数次后吸出，采集阴道内冲洗液。

3. 蘸取法

将消毒的细棉签用灭菌生理盐水润湿，轻轻插入实验动物的阴道内，慢慢转动几下蘸取出阴道内含物。

（十）实验动物骨髓的采集

大动物骨髓采集法与人的骨髓采集法很相近，都是采取活体穿刺取骨髓的办法。采集骨髓是选择有造血功能的骨组织穿刺采集，一般取胸骨、肋骨、髂骨、胫骨和股骨的骨髓。小动物因体型小，骨骼小，不易穿刺，一般采用处死后由胸骨或股骨采集骨髓的办法。

1. 大、小鼠的骨髓采集

用颈椎脱臼法处死动物，剥离出胸骨或股骨，用注射器吸取一定量的 Hanks 液，冲洗出胸骨或股骨中的全部骨髓液。如果是取少量的骨髓做检查，可将胸骨或股骨剪断，将其断面的骨髓挤在有稀释液的玻片上，混匀后涂片晾干即可染色检查。

2. 大动物的骨髓采集

狗等大动物骨髓的采集都可采取活体穿刺方法。先将动物麻醉、固定、局部除毛、消毒皮肤，然后估计好皮肤到骨髓的距离，把骨髓穿刺针的长度固定好。操作人员要用左手把穿刺点周围的皮肤绷紧，右手将穿刺针在穿刺点垂直刺入，当穿刺针穿过皮肤而别被固后，再轻轻左右旋转将穿刺针钻入骨髓腔，当穿刺针进入骨髓腔时，操作人员常有落空感。狗骨髓的采集，一般采用髂骨穿刺。

狗等大动物常用的骨髓穿刺点如下：①胸骨：穿刺部位是胸骨体与胸骨柄连接处。②肋骨：穿刺部位是第 5 ～第 7 肋骨各自的中点。③胫骨：穿刺部位是胫骨内侧胫骨头下 1cm 处。④髂骨：穿刺部位是髂上棘后 2 ～ 3cm 的嵴部。⑤股骨：穿刺部位是股骨内侧、靠下端的凹面处。如果穿刺采用的是肋骨，穿刺结束后要用胶布封贴穿刺孔，防止发生气胸。

第四节　动物给药量的设计

一、人与动物之间的剂量换算

人与动物对同一药物的耐受性是相差很大的。一般说来，动物的耐受性要比人大，也就是单位体重的用药量动物比人要大。人的各种药物的用量在很多书上可以查得，但动物用药量可查的书较少，而且动物用的药物种类远不如人用的那么多。因此，必须将人的用药量换算成动物的用药量。

1. 等效剂量系数折算法换算

通过等效剂量表可以将人的剂量换算实验动物的剂量（表 5-1）。

表 5-1　人和动物间接体表面积折算的等效剂量比值表

	小鼠	大鼠	豚鼠	家兔	猫	猴	狗	人
	20g	200g	400g	1.5kg	2.0kg	4.0kg	12kg	70kg
小白鼠（20g）	1.0	7.0	12.25	27.8	29.7	64.1	124.2	387.9
大白鼠（200g）	0.14	1.0	1.74	3.9	4.2	9.2	17.8	56.0
豚鼠（400g）	0.08	0.57	1.0	2.25	2.4	5.2	10.2	31.5
家兔（1.5kg）	0.04	0.25	0.44	1.0	1.08	2.4	4.5	14.2
猫（2.0kg）	0.03	0.23	0.41	0.92	1.0	2.2	4.1	13.0
猴（4.0kg）	0.016	0.11	0.19	0.42	0.45	1.0	1.9	6.1
狗（12kg）	0.008	0.06	0.10	0.22	0.23	0.52	1.0	3.1
人（70kg）	0.0026	0.018	0.031	0.07	0.078	0.16	0.32	1.0

例如，人体重 70kg，每日服药按生药量计为 60g，查表 5-1，大鼠和人的体表面积比为 0.018，则大鼠用量为 60×0.018×5=5.4g，即大鼠所用剂量为 5.4g/kg。

2. 体表面积法换算

动物体表面积一般可根据动物体重和体型按 Meeh-Rubner 氏公式计算，即
$A=R\times W^{2/3}$

式中：A 为体表面积（m^2），W 为体重（kg），R 为体型系数（表 5-2）。

表 5-2　常用动物的 R 值

动物种类	小鼠	大鼠	豚鼠	家兔	猫	猴	狗	人
R 值	0.059	0.09	0.099	0.093	0.082	0.111	0.104	0.1

二、根据相关要求设计给药剂量

在药理学和毒理学研究中，动物给药剂量的设计是关键。剂量偏低难于显示毒性或药物疗效；剂量过高，甚至超过毒性试验剂量，其实验结果则无临床意义。

1. 根据药品与保健食品指导原则要求设计给药剂量

（1）最适剂量的设计进行药效学对比时，一般选用中效剂量。进行药物解毒或拮抗试验时，剂量应略高一些。反之，在进行药物协同作用试验时，剂量应偏低一些。在探索最适剂量时，应由小剂量开始，在离体器官时按照 3 倍或 10 倍剂量递增，在整体实验时则按照 2 倍或 3.16 倍剂量递增。

（2）剂量递增动物给药时，应用初始剂量之后，若没有发现疗效，也未发现任何不良反应，可继续按照 2ds、3.3ds、5ds 递增，2～4 次可达到预期量，以后每次递增 30%～40%。

2. 根据长毒与急毒剂量关系设计给药剂量

长期毒性实验一般至少设高、中、低三个剂量给药组。高剂量应使动物出现明显毒

性反应，甚至个别动物死亡。低剂量应略高于药效实验的等效剂量。高剂量和低剂量之间设立中剂量。高剂量设计有以下几种方法。

（1）以相同物种的毒性资料做基础　一是以急性毒性的阈剂量为受试物的最高剂量；二是取 LD_{50} 的 1/20～1/5 为最高剂量。高剂量、中剂量、低剂量三组之间的组距以 3～10 倍为宜，最低不小于 2 倍。如大鼠的高剂量、中剂量、低剂量可分别用 1/10 LD_{50}、1/50 LD_{50}、1/100 LD_{50} 表示。

（2）根据最大耐受剂量（MTD）推算　根据大鼠急性毒性实验的最大无症状剂量（MTD）作为最高剂量，各剂量组间距以 2～5 倍为宜，最低不小于 2 倍。如大鼠的高剂量、中剂量、低剂量可设为 MTD、$1/3MTD$、$1/10MTD$。

一般认为口服 5g/kg 或静脉注射 2g/kg 时未见急性毒性或死亡，可不必再提高剂量进行实验。

3. 根据药效学与临床剂量的关系设计给药剂量

根据同类药物或国外资料的临床剂量，低剂量应高于临床拟用最大剂量的等效剂量。高剂量设计为人临床拟用最大剂量的 30 倍（化学药品）或 50 倍（中药）。

不论以何种方法选择的给药剂量均应通过预实验，以进一步确定合理的剂量范围，并按照等比级数分为两个以上剂量组；特殊情况则用等差数进行分组。

第五节　无菌实验及细胞培养相关技术

一、无菌实验相关技术

开展无菌检查及微生物限度检查工作，要按照《药品检验所实验室质量管理规范》《药品生产质量管理规范》的要求，建立一个布局合理、使用方便、操作安全的无菌室，并且配有完善的实验设施和管理制度。无菌检查、微生物限度检查及接种室（接种对照菌、菌种传代）均应严格分开，具有危险性的毒株、毒素，如破伤风梭菌、黄曲霉毒素的实验室需单独使用，以便控制，防止传播。

二、无菌实验室的要求

根据样品检验要求，无菌实验室一般应至少包括更衣缓冲系统、微生物限度检查室、无菌检查室、阳性菌室和物流通道。更衣系统应至少包括一更（含更鞋）、二更（含洗手）、缓冲及人流走廊等。物流通道应考虑净污分流的布局，有条件的可设置污物走廊。

（一）无菌实验室的设计要求

1. 净化级别

洁净走廊、检查室、阳性菌室应为 A 级或 B 级；其他房间应为 C 级。

2. 气流组织

阳性菌室对走廊呈负压，走廊对缓冲有 5Pa 的正压；阳性菌室全排风。

3. 电气控制

控制开关外置，设置通信系统。

（二）无菌实验室结构要求

无菌实验室不宜设在底层，宜防潮、防霉、采光好，远离交通干道，厕所及污染区，面积不超过 10m^2，高度不超过 2.4 m，由两个缓冲间、操作间组成。操作间与缓冲间之间应有样品传递窗，出入操作间和缓冲间的门不应直对。无菌室内应六面光滑平整、无缝隙、不起灰、不落尘、耐腐蚀、易清洗，墙壁与地面、墙壁与天花板连接处应呈凹弧形，操作间不得安装下水道。

无菌室内的照明灯应嵌装在天花板内，采光面积要大，光照应分布均匀，光照度不低于 300 勒克斯。缓冲间和操作间应装有紫外线杀菌灯用于空气消毒。紫外线杀菌灯 1m 以内距离杀菌效果最佳，每次开灯照射时间为 30 分钟。其缺点是穿透力弱，一张纸板可以阻碍光的透过，不能穿透固体物，故只能用作表面消毒及一些不耐热或化学消毒剂物品的消毒。应定期检查紫外线灯辐射强度，在 1m 距离处，强度不得低于 70μW·cm^{-2}。

操作间内应安装空气除菌过滤层流装置及调温装置。洁净度要求：净化工作台洁净度为 A 级，无菌室应为 B 级。操作间应准备酒精灯（或煤气灯）、火柴、2% 碘酊棉球及 75% 乙醇棉球、试管架、大小橡皮乳头、砂轮、记号笔、无菌剪刀、镊子、注射器等。微生物限度检查无菌室操作间内还应有电子秤、电动匀浆仪等。

缓冲间内应有洗手盆、消毒液、无菌衣、帽、口罩、拖鞋等，缓冲间内不应放置培养箱和其他杂物。

（三）无菌试验室温度、湿度要求

无菌室内温度和相对湿度直接影响紫外杀菌灯的杀菌效果，故温度最好控制在 25±2℃，相对湿度 40%～60%。操作间或净化工作台的洁净空气应保持对环境形成正压，不低于 49 Pa。

三、无菌实验室的使用

1. 在实验开始之前 1 小时启动风机系统（空调系统），并开启空气消毒装置，消毒至少半小时后关闭。

2. 观察并确保洁净室的压差。

3. 物品经物流通道进入洁净室。

4. 人员正确着装后经人流通道进入洁净室。

5. 使用完毕，应用消毒液清洁工作台面。实验人员在更衣室换下无菌工作衣后出洁净工作室。开启空气消毒装置，消毒至少半小时后，关闭洁净工作室的控制开关。

四、无菌实验室的清洁维护

洁净室的清洁维护分为日常维护、定期维护和不符合时的维护。日常维护由每次实验的实验人员进行，每次实验后，对进行实验的洁净工作室和辅助洁净区进行维护。定期维护由实验室指定专人进行，维护的范围为所有洁净工作室，维护的频率为每两周一次。不符合时的维护由实验人员进行，维护的范围为所有不符合的无菌室，维护的时机为出现不符合时。

五、无菌实验室的验证

1. 验证的项目

洁净度、微生物数、换气次数、静压差、照度、温度、相对湿度。

2. 验证的技术要求

无菌实验室验证技术要求（换新的分级）见下表（表 5-3）。

表 5-3 无菌实验室验证技术要求（换新的分级）

验证项目		十万级	一万级	一百级
温度（℃）		18～26	20～24	20～24
相对湿度（%）		45～65	45～60	45～60
换气次数（次/h）		不小于15	不小于25	–
悬浮粒子数（粒/立方米）	≥ 0.5μm	3500000	350000	3500
	≥ 5μm	20000	2000	0
浮游菌数（个/m³）		500	100	5
沉降菌（个/皿）		10	3	1

注：压差（Pa），相对室外：10，有级差的洁净室之间：5；照度（Lx），主要工作室 ≥ 300，辅助工作室 ≥ 150。

3. 验证的周期

建议每半年一次，也可根据洁净室的使用频率适当增加验证次数。

4. 验证不符合项的处理

当洁净度、微生物数、换气次数、静压差等指标出不符合时，应停用洁净室，对净化系统进行调整后，再重新验证，直至符合规定才能重新启用洁净室。当温度、相对湿度和照度等指标出现不符合时，洁净室可不必停用，但应及时修复空调系统（或更换照明装置），使其符合规定。

六、细胞培养相关技术

在严格无菌条件下从机体分离出细胞，在模拟机体中生理条件下进行细胞离体技术培养使之生存和生长，称为细胞培养。

（一）细胞培养基

Hanks 液是细胞培养中常用的无机盐溶液和平衡盐溶液，主要用于配制培养液和细胞清洗液，而不能单独作为细胞培养液。目前认为 Ca^{2+}/Mg^{2+} 会降低细胞活力或损伤细胞，因此，Hanks 液一般用无 Ca^{2+}/Mg^{2+} 的液体配制。

RPMI-1640 是目前细胞培养中最通用的培养基。为提高培养效果，在 RPMI-1640 中可补加 2mol/L 谷氨酰胺和 0.11g/L 丙酮酸钠。

Eagle 培养基含有的氨基酸和维生素的成分较少，宜添加或减少某些成分，多用于特殊研究的细胞培养。

（二）小牛血清／胎牛血清

各批号牛血清对细胞生长的作用差别很大。选择一批效果好的牛血清很必要，要求既能维持细胞生长，又不产生促分裂效应。培养基中加入的不同分量牛血清，其作用也不尽相同，5%牛血清为保护细胞用，10%为细胞生长用，15%为融合及克隆化用，20%为冻存细胞用。在牛血清中加入 2-巯基乙醇（2-ME）能引起 B 细胞活化，提高牛血清的作用，也可减少牛血清的用量。由于胚牛血清（fetal calf serum，FCS）价格昂贵，故一般细胞培养可以小牛血清作为 FCS 的替代品。

（三）淋巴细胞的制备

1. 淋巴组织分离法

常用于分离淋巴细胞的淋巴组织有脾、淋巴结和胸腺。目的是制备无细胞凝聚物、细胞碎片与死亡细胞的细胞悬液。

（1）脾细胞悬液的制备　将动物（小鼠、大鼠等）放血致死，取脾，称重，放入盛有冷的 5～10mL HBSS 平皿中的不锈钢丝网（60～100 目）上，剔除脂肪组织和结缔组织。将脾组织剪成两段，用结核菌素注射器的针芯轻轻捻碎脾组织，使单个细胞经网进入溶液中，再经不锈钢网过滤至离心管中，或用小剪刀剪碎组织经尼龙布（100 目）过滤于离心管中，离心（250g，5min）后弃上清。经低渗处理除去红细胞，用冷 HBSS 或内含 0.5%明胶的 Hanks 液洗涤细胞 2～4 次，最后加入 10% NBS-RPMI-1640 培养液 1～2mL 悬浮脾细胞，作细胞计数及测定细胞的存活率。以上操作过程，细胞均放置 0～4℃。

（2）淋巴细胞悬液的制备　通常选用鼠的颈、腋下和腹股沟淋巴结。大鼠常用颈淋巴结，因其颈部两侧有三个表浅的淋巴结和两个深部淋巴结，也可用肠系膜淋巴结。制备方法同脾细胞悬液。淋巴细胞悬液中，淋巴细胞占 90%以上，红细胞极少。

（3）胸腺细胞的制备　制备胸腺细胞的悬液方法同脾细胞悬液，但制备小鼠或大鼠的纯胸腺细胞悬液时，应将胸腺侧面的小的胸腺旁淋巴结除去。且胸腺细胞对有害因素十分敏感，故洗涤细胞时应采用 5% NBS-HBSS 或内含 0.5% 明胶的 Hanks 液。

破碎上述组织也可采用酶消化法，即将放盛有 PBS 平皿中的组织剪成 1～2mm 大小，加入胰蛋白酶（0.25%，w/v）与脱氧核糖核酸酶（20μg/mL），室温温育不超过 3min，再按上述方法离心、洗涤。优点是可除去无活力细胞和较少损伤树状细胞，但可能影响细胞的某些表面结构。

由淋巴组织制备单个细胞悬液时值得注意的是，从杀死动物到将单个细胞悬液放入冰浴的时间不宜超过 30min。细胞悬液在 0℃放置时间不宜超过 3h。

2. 外周血淋巴细胞的分离

（1）血液抗凝与稀释　取静脉血 1～2mL，注入含有肝素（20U/mL 血液）的试管中，混匀。加入等量 pH7.2 Hanks 液或生理盐水，混匀。

（2）分离层　取 10mL 圆底离心管，预先加入 2～2.5mL 左旋糖酐-泛影葡胺分离液（IF 分离液），然后用滴管吸取上述稀释的血液，离分层面约 1cm 处，沿管壁徐徐加入，叠加在 IF 分离液上。

（3）置水平式离心机　经 4000rpm/min，离心 20 分钟，可见液体分为三层：上层为血浆，中层为分离液，下层为红细胞和粒细胞。在上层与中层之间可见一薄层混浊带，此为淋巴细胞和单核细胞的混合物，其中粒细胞少于 1%。

（4）淋巴细胞的获得与洗涤　用滴管先吸弃血浆层直至距淋巴细胞层约 0.5cm 处。然后将淋巴细胞及少许分离液一起吸出，移入 10mL 离心管中。加入 5 倍以上体积的 pH7.2～7.4、无钙、无镁 Hanks 液，混匀，以 5000rpm/min 离心沉淀 10 分钟，弃去上清液，同法再洗涤 2 次。

（5）淋巴细胞悬液的制备及质控　在离心后的沉淀细胞中加入 0.2mL 含有 10% NBS 的 Hanks 液，制成淋巴细胞悬液，然后计数与检查活力，并调整细胞浓度为 1×10^6/mL。

（四）培养细胞的传代

1. 将生长良好的细胞群转入培养瓶中，倾弃旧培养液。

2. 加入适量 0.25% 胰蛋白酶消化液，倾斜培养瓶，使消化液覆盖全部培养瓶表面，室温下作用 30s。

3. 将培养瓶放入 37℃恒温培养箱孵育，3～5 秒后用手振荡培养瓶，反复几次直至贴壁细胞全部脱落为止。

4. 加入含 20% 血清的培养液，终止胰蛋白酶的消化作用。

5. 用吸管将细胞轻轻吹起，移入离心管中，离心 1500rpm/min，7 分钟，洗 2 遍，加适量培养液进行细胞计数。

6. 用适量 RPMI-1640 调整细胞悬液浓度为 10^6/mL 用于传代。

7.将部分培养细胞转移至另一培养瓶中，向两个培养瓶中加入适量培养液，混匀细胞，37℃、5% CO_2 培养箱继续培养。

第十九章　药理学实验 ▷▷▷▷

第一节　不同给药剂量对药物作用的影响

一、实验目的

掌握实验方法；熟悉实验原理；观察不同给药剂量对药物作用的影响。

二、实验原理

戊巴比妥钠为中枢性抑制药，剂量不同其药理作用不同。随着剂量的增加依次表现为镇静、催眠、抗惊厥、麻醉。

三、实验材料

动物：小鼠（18～22g）。
药物：0.3% 戊巴比妥钠溶液。

四、实验步骤

1. 取鼠 4 只，称重、标记（1、2、3、4）计算给药量。
2.（1、2 号）分别腹腔注射 0.3% 戊巴比妥钠溶液 0.06mL/10g（体重）。
3.（3、4 号）分别腹腔注射 0.3% 戊巴比妥钠溶液 0.12mL/10g（体重）。
4. 观察小鼠给药后的表现，记录结果。

五、实验结果

观察给药后小鼠表现，记录见下表（表 5–4）。

表 5–4　实验结果观察

鼠号	体重	给药途径	剂量	给药后表现
1				
2				
3				
4				

六、注意事项

实验室温度若在 20℃以下，需给小鼠保暖。否则动物会因代谢减慢不易苏醒。

【思考题】

1. 不同剂量的戊巴比妥钠所引起小鼠的药理学应有何不同？为什么？
2. 本实验结果对临床合理用药有何提示？

第二节　肝功能状态对药物作用的影响

一、实验目的

熟悉肝功能状态对巴比妥作用的影响；了解肝损害模型的制造方法。

二、实验原理

戊巴比妥主要经肝脏代谢而消除，肝脏功能状态的不同对其消除的速率不同。四氯化碳可使肝细胞坏死，造成肝功能损坏，可作为中毒性肝炎的模型，用于观察肝功能状态对药物作用的影响。

三、实验材料

动物：小鼠（18～22g）。
药物：0.3% 戊巴比妥钠溶液、10% 四氯化碳溶液。
器材：注射器、电子天平、鼠笼、小烧杯。

四、实验步骤

1. 肝损伤模型制备，实验前 24 小时皮下注射 10% 四氯化碳溶液，0.2mL/10g 体重。
2. 实验分组，生理盐水组和肝损害组每组 2 只鼠。
3. 实验用 4 只小鼠分别腹腔注射 0.3% 戊巴比妥钠溶液 0.06mL/10g。
4. 观察指标包括活动情况、翻正反射、呼吸深浅及频率等，记录小鼠出现翻正反射消失的时间、清醒时间，计算维持时间，并讨论原因。认真填写下面表格。

五、实验结果

观察给药后各组小鼠状态结果，记录见下表（表 5-5）。

表 5-5　实验结果观察

组别	鼠号	体重	给药途径	剂量	给药后表现
正常组	1				
	2				
损伤组	3				
	4				

观察肝功能状态对药物作用的影响，记录见下表（表 5-6）

表 5-6　实验结果观察

编号	入眠时间（min）	清醒时间（min）	维持时间（min）	翻正反射出现
1				
2				
3				
4				

六、注意事项

1. 实验室温度若在 20℃以下，需给小鼠保暖。否则动物会因代谢减慢不易苏醒。
2. 实验室要安静，否则不利于小鼠睡眠。
3. 肝损小鼠要单独放在一个鼠笼里。

【思考题】

1. 分析肝脏功能对药物有何影响。
2. 肝脏功能状态对临床用药有何指导意义？

第三节　肾功能状态对药物作用的影响

一、实验目的

观察并熟悉肾功能状态对药物作用的影响；了解肾损害模型的制造方法。

二、实验原理

链霉素主要经肾脏排泄而消除，肾脏功能状态不同，其消除的速率不同。氯化汞溶液可使肾小管细胞坏死，造成肾功能损坏。

三、实验材料

动物：小鼠（18 ～ 22g）

药物：2.5% 硫酸链霉素溶液，0.1% 氯化汞溶液。

器材：注射器、电子天平、小烧杯、鼠笼

四、实验步骤

1. 肾损伤模型：实验前提前腹腔注射 0.1% 氯化汞溶液 0.1mL/10g（体重）。

2. 分组：生理对照组和肾损害组，每组 2 只小鼠。

3.4 只小鼠分别腹腔注射 2.5% 硫酸链霉素溶液 0.2mL/10g（体重）。

4. 观察并记录肌张力、呼吸情况、口唇黏膜颜色、死亡。

五、实验结果

观察给药后各组小鼠的状态结果，记录见下表（表 5-7）。

表 5-7　实验结果观察

组别	鼠号	体重	给药途径	给药后表现
正常组	1			
	2			
损伤组	3			
	4			

六、注意事项

如实验室室温在 20℃以下，需给小鼠保暖。

【思考题】

1. 肾脏功能状态如何影响药物的作用？

2. 肾脏功能状态对临床用药有何指导意义？

第四节　有机磷农药中毒及其解救

一、实验目的

掌握有机磷农药中毒的症状、阿托品和解磷定的解救效果。

二、实验原理

有机磷农药属于难逆性胆碱酯酶抑制药，进入机体内可抑制胆碱酯酶的活性，使胆碱酯酶水解乙酰胆碱减少，从而产生中毒症状。阿托品为 M 受体阻断药，可缓解其 M 样症状；解磷定为胆碱酯酶复活药，对 N 样症状效果好。

三、实验材料

动物：家兔。

药物：10％敌百虫、0.5％硫酸阿托品溶液、2.5％碘解磷定溶液。

器材：注射器、棉球。

四、实验步骤

1. 取家兔一只，称重，观察并记录正常时情况。

2. 固定家兔，由耳缘静脉缓慢注射 10％敌百虫 2.0mL/kg，观察中毒表现。

3. 待症状比较明显时，由耳缘静脉注射 0.5％硫酸阿托品溶液 0.1 mL/kg，观察中毒的缓解情况。

4. 再由耳缘静脉注射 2.5％碘解磷定溶液 2.0mL/kg，继续观察中毒症状的缓解。

五、实验结果

观察给药后各组家兔的状态结果，记录见下表（表 5-8）。

表 5-8　实验结果观察

观察阶段	活动情况	呼吸情况	瞳孔大小	唾液分泌	大小便次数	肌张力肌颤
给药组						
敌百虫						
阿托品						
碘解磷定						

六、注意事项

1. 给家兔静脉注射敌百虫后，如 10 分钟尚未出现中毒症状，可适当追加剂量。

2. 敌百虫注射时要缓慢注射。

3. 观察中毒症状时，备好抢救药品，在抢救时应反复给药，以达到解救目的。

【思考题】

1. 分析有机磷农药中毒的机理。

2.分析阿托品和碘解磷定的解毒原理。

第五节　肾上腺素药对血压的影响

一、实验目的

掌握实验方法及原理；观察并熟悉肾上腺素对犬血压的影响 。

二、实验原理

传出神经系统药物大部分都是通过激动或抑制相应的受体而发挥其药理作用，激动剂与抑制剂之间存在相互拮抗的效应。本实验通过药物对犬血压的影响来理解其药理作用和药物之间的相互关系。

三、实验材料

动物：犬（10 ～ 15kg）。

药物：3％戊巴比妥钠溶液、100U/mL 肝素溶液、0.01％盐酸肾上腺素、0.01％去甲肾上腺素、0.05％异丙肾上腺素、1％酚妥拉明注射液、0.1％盐酸心得安溶液、生理盐水或葡萄糖溶液。

器材：手术器材、动脉插管、Y 型气管插管、压力换能器、BL410 生物信号采集系统、注射器、三通管。

四、实验步骤

1. 动物

取健康犬 1 只、称重。

2. 麻醉

用 3％的戊巴比妥钠溶液 1.0mL/kg（体重），前肢肘静脉或后肢小隐静脉麻醉。

3. 固定

将犬仰位固定于手术台上。

4. 手术

（1）备皮　剪去颈部及腹股沟处的毛，在颈部正中线切开皮肤约 10cm。

（2）进行气管插管　分离两侧肌肉，暴露气管，在气管下穿一粗线，轻提气管，作一倒 "T" 字形切口，插入气管插管，用线固定，以保证麻醉犬的通气。

（3）分离颈总动脉和迷走神经　在气管一侧的颈总动脉鞘内分离出颈总动脉（注意迷走神经伴行，应将其与颈总动脉分离）。

（4）动脉插管　分离好颈总动脉后，用线结扎远心端，动脉夹夹住近心端，用虹膜剪在靠近结扎处剪一个 "V" 形小口，向心方向插入装有肝素的动脉插管，用线结扎固定。打开动脉夹，通过压力换能器连于 BL410 生物信号采集系统，记录血压变化。

（5）静脉插管　在一侧腹股沟处（可扪及股动脉搏动处），纵行切开 3～4cm 皮肤，向下分离出股静脉，远心端结扎，近心端插入静脉插管，结扎固定，用作输液和给药。打开输液活塞检查是否漏液。

5. 给药

血压稳定后给药，做好标记。

（1）NA　给药量 0.03mL/kg（体重）。

（2）AD　给药量 0.03mL/kg（体重）。

（3）ISP　给药量 0.01mL/kg（体重）。

依次给入待血压平稳后给下一项。

（4）酚妥拉明　给药量 0.15mL/kg（体重）5 分钟后。

（5）AD　给药量 0.03mL/kg（体重）血压平稳后。

（6）NA　给药量 0.03mL/kg（体重）血压平稳后。

（7）心得安　给药量 0.3mL/kg（体重）10 分钟后。

（8）ISP　给药量 0.01mL/kg（体重）。

五、实验结果

剪接实验所得血压曲线，并标明血压值、所给药物名称和剂量，反映血压的动态变化，记录见下表（表 5-9）。

表 5-9　实验结果观察

编号	药物	给药量	血压 kPa（mmHg）	
			给药前	给药后
1				
2				
3				
4				
5				
6				
7				
8				

六、注意事项

1. 此实验操作容易发生大出血，操作应仔细、小心，避免出血和损伤神经，特别是在动脉插管时，动脉套管与颈总动脉保持在一直线上。

2. 所需药物均用生理盐水新鲜配制。

【思考题】

1. 分析拟肾上腺素对犬血压作用及作用原理。

2. 分析 α - 受体阻断药、β - 受体阻断药对拟肾上腺素药作用的影响。

第六节　强心苷对离体蟾蜍心脏的作用

一、实验目的

熟悉强心苷对离体蛙心的收缩强度、频率、节律的影响；了解强心苷和钙离子的协同作用。

二、实验原理

强心苷在一定剂量下能直接抑制心肌细胞膜上的 Na^+–K^+–ATP 酶的活性，使细胞内钙子增多，产生正性肌力、负性频率作用。

三、实验材料

动物：蟾蜍。

药物：毒毛旋花子苷 k、任氏液、低钙任氏液、10% $CaCl_2$ 溶液。

四、实验步骤

1. 取蟾蜍 1 只，用探针破坏脑和脊髓，仰位固定于蛙板上。

2. 剪开胸部皮肤，暴露心脏。结扎右主动脉，左主动脉下备线、于左主动脉之上剪一个 "V" 形切口，将盛有任氏液的蛙心插管插入左主动脉内，在主动脉球部左手用镊子转提房室沟周围的组织，右手向后下方转插入心室。插入心室的标准为心室收缩时，插管内液面随着心室的收缩上下波动，结扎蛙心插管，同时翻转蛙心，将蛙心下静脉窦于蛙心一起分离出来（静脉窦为蛙心的起搏点因而要与蛙心连在一起分离出来）。

3. 将蛙心套管固定于支架上，用蛙心夹将其与换能器相连，打开 BL410，记录一段正常的蛙心波动曲线，按顺序换加药物后，观察蛙心收缩的变化情况。

4. 给药：①低钙任氏液（注意保持原液面的高度）。②吸出 0.2mL 液体后，加入毒毛旋花子苷 K0.2mL。③作用明显后加入 1 ~ 2 滴 $CaCl_2$ 溶液，用混匀管混匀。④加入过量的 $CaCl_2$ 溶液，观察 Ca^{2+} 过量后对心肌收缩力的影响。

五、实验结果

记录给药前及给药后蛙心的曲线图形。

六、注意事项

1. 任氏液配制：NaCl 9.0g、KCl 0.42g、$CaCl_2$ 0.24g、$NaHCO_3$ 0.5g、葡萄糖 1.0g，加蒸馏水至 1400mL。

2. 在整个实验过程中应保持套管内液面高度不变，以保证心脏固定的负荷。

3. 各种药物有专用的胶头滴管，不可以混用，否则对实验结果影响很大。

【思考题】

1. 通过本实验可推测强心苷具有哪些药理作用。

2. 强心苷强心作用机制是什么。

3. 分析强心苷与钙离子的协同作用。

第七节　药物对蛋清所致大鼠足跖肿胀的影响

一、实验目的

学习并熟悉急性炎症的造模方法，对比氢化可的松和双黄连的抗炎作用；学习并了解统计学处理方法（方差分析），使用 SPSS 软件。

二、实验原理

蛋清为异种蛋白，注入大鼠足跖内，可以引起局部急性炎症，使局部组织水肿。

三、实验材料

动物：大鼠（体重 150 ～ 180g）。

药物：氢化可的松注射液 5mg/mL、双黄连注射液、双黄连注射液稀释液、10% 蛋清、生理盐水配药：双黄连注射液稀释液：原液用蒸馏水 1 倍稀释；氢化可的松注射液：原液用蒸馏水 5 倍稀释。

器材：YLS-7A 型足跖容量测量仪、注射器、电子天平、鼠笼。

四、实验步骤

1. 取 20 只大鼠，分四组，每组 5 只，称重，标记，致炎前测量左足容积（mL），测量方法见后。

2. 分组、给药：①生理盐水组：腹腔注射生理盐水 1.0mL/100g（体重）。②氢化可的松组：腹腔注射氢化可的松 1.0mL/100g（体重）。③高剂量组：腹腔注射双黄连溶液 1.0mL/100g。④低剂量组：腹腔注射双黄连稀释液 1.0mL/100g（体重）。

3. 等待 20 分钟后，开始致炎，致炎后 40 分钟测量给药后左足容积。

4.足跖容积测量仪使用方法：①检查仪器开关状态，确认在"0"状态。②接通电源，打开开关（拨到"1"状态）。③补蒸馏水至足跖容积管上下刻度线中间处。④校零：按校零键校零。

5.测量：将大鼠左足跖置于足跖容积管液体内（以近踝部足跖突起的上缘为准）→踏脚踏开→记录显示屏显示数据→测下一只大鼠足跖容积。

五、实验结果

比较致炎前后足趾容积（单位：mL），记录见下表（表 5-10）。

表 5-10　实验结果观察

鼠号	剂量	致炎前左足容积	致炎 40 分钟后左足容积	容积差
1				
2				
3				
4				
5				
6				
7				
8				
9				
10				

比较双黄连对蛋清所致大鼠足肿胀的影响，记录见下表（表 5-11）。

表 5-11　验结果观察

组别	剂量	动物数（只）	容积差（mL）	P 值
生理盐水组				
氢化可的松				
双黄连低剂量组				
双黄连高剂量组				

六、注意事项

1.注意安全，正规操作，防止被大鼠咬伤。

2.保护好仪器，严格按照仪器操作规程进行操作。

【思考题】

蛋清为什么能使大鼠的足肿胀?

第八节 药物的镇痛作用

一、实验目的

掌握化学物质醋酸的致痛方法、杜冷丁的镇痛作用;了解"扭体法""热板法"镇痛实验方法、YLS–6B 型智能热板仪的使用方法。

二、实验原理

1. 动物的致痛方法
动物的致痛方法包括热刺激法、电刺激法、机械刺激法、化学刺激法。

2. 某些化学物质致痛方法
酒石酸锑钾溶液、醋酸溶液等化学物质注入小鼠腹腔可刺激腹膜引起持久的疼痛,致使小鼠产生"扭体"反应(腹部内凹,躯体和后腿伸张)。

3. 学习 YLS–6B 智能热板仪
热刺激法。

三、实验材料

动物:小鼠(雌性)。

药物:0.2% 杜冷丁溶液、0.6% 醋酸。

配药:杜冷丁稀释液:以蒸馏水将杜冷丁稀释 1 倍。

器材:YLS-6B 型智能热板仪、注射器、电子天平、鼠笼、小烧杯。

四、实验步骤

1.每实验台取 5 只小鼠。称重,标号。

2 分组、给药如下。

生理盐水组:腹腔注射 0.2mL/10g(体重)。

低剂量组:腹腔注射杜冷丁稀释液 0.2mL/10g(体重)。

高剂量组:腹腔注射杜冷丁溶液 0.2mL/10g(体重)。

3. 给药 20 分钟后,各鼠分别腹腔注射醋酸 0.2mL/ 只(大鼠 0.3mL/ 只)。

4. 观察 10 分钟内出现扭体反应的次数。

5. 以 10 分钟内出现扭体反应的次数为指标用 SPSS 软件进行统计学处理。

6. 调试 YLS-6B 型智能热板仪,测量小鼠给药后痛阈,以各组小鼠痛阈值为指标用 SSPS 软件进行统计学处理(方差分析)。

五、实验结果

观察醋酸致痛后小鼠出现扭体次数，记录见下表（表 5-12）。

表 5-12 实验结果观察

组别	鼠号	体重	剂量	扭体次数（10min）
生理盐水组				
杜冷丁低剂量组				
杜冷丁高剂量组				

观察药物对醋酸致痛后小鼠疼痛作用的影响，记录见下表（表 5-13）。

表 5-13 实验结果观察

组别	剂量	动物数（只）	扭体次数	P 值
生理盐水组				
杜冷丁低剂量组				
杜冷丁高剂量组				

观察药物对热刺激所致疼痛作用的影响，记录见下表（表 5-14）。

表 5-14 实验结果观察

组别	剂量	动物数（只）	扭体次数	P 值
生理盐水组				
杜冷丁低剂量组				
杜冷丁高剂量组				

观察药物对机械刺激所致疼痛作用的影响，记录见下表（表 5-15）。

表 5-15 实验结果观察

组别	剂量	动物数（只）	扭体次数	P 值
生理盐水组				
杜冷丁低剂量组				
杜冷丁高剂量组				

六、注意事项

1. 爱护仪器、操作正规。
2. 注射醋酸时，针头要贴近腹膜处。

【思考题】

1. 杜冷丁的药理作用有哪些?
2. 如何使用统计学软件中方差分析处理实验数据。

第九节　半数致死量（LD_{50}）测定（Bliss 法）

一、实验目的

掌握实验原理；熟悉实验步骤；了解用 Bliss 法计算药物的半数致死量。

二、实验原理

按一定剂量比值配出每组药液，分别给每组小鼠腹腔注射，记录小鼠的死亡情况，计算药物的半数致死量。

三、实验材料

动物：小鼠，体重 18 ～ 22g，雌雄各半。
药物：25% 尼克刹米溶液、生理盐水。
器材：注射器、量筒、烧杯、鼠笼、电子天平。

四、实验步骤

1. 预试

快速找出 0% 和 100% 估计致死量（Dn，Dm）：用原液尼克刹米（25%）10 倍稀释液的一系列药液以不同容量各试 4 鼠，进而找到 4/4 和 0/4 致死剂量组，剂量比值为 0.7。若以 0.2mL/10g 体重给药没有达到 4/4 或 0/4 则可逐渐递增或递减剂量，找到 4/4 和 0/4 剂量 即（Dm，Dn）。（0.2×0.7=0.14mL，0.14×0.7=0.1mL，0.2/0.7=0.28mL，0.28/0.7=0.4mL）。

预实验结果如下。

$$Dm = 0.4mL/10g$$
$$Dn = 0.14mL/10g$$
$$Dm/Dn = 3$$

换算 $Dm = 0.4mL/10g×2.5\% = 0.01g/10g = 1g/kg = 1000mg/kg$

2. 分组

根据选择剂量及分组比值简表确定组数、剂量比值。查表取 n=6（分 6 组），得到 $K = 0.85$。

3. 配制等比稀释药液

（1）一号药液浓度 = Dm/ 给药量 =0.01g/0.2mL=5%。

（2）每组药液量＝每组动物总数 × 小鼠平均体重 × 给药量

＝ $10×30g×0.2mL/10g ＝ 6mL$。

（3）一号药液需要量＝每组药液量 /（$1 - K$）＝ $6mL/（1 - 0.85）＝ 40mL$。

（4）精确配制一号药液：应取原液的量：$40×5\% ＝ x×25\%$，$x ＝ 8mL$。

取原液 8mL 加入 32mL 生理盐水配成 40mL 溶液。从中取出 6mL 药液量供第一组使用，在剩余溶液中加入 6mL 生理盐水，再取出 6mL 药液供第二组使用，再在剩余溶液中加 6mL 生理盐水，依此类推，直到第五组取完，再加 6mL 生理盐水为第六组药液。

4. 试验

（1）分组与给药　每组均取 10 只小鼠，腹腔注射尼克刹米按照不同浓度给药，0.2mL/10g。

（2）观察小鼠的死亡情况　记录组数、每组小鼠单位用药剂量（mg/kg）、每组死亡动物数、有效试验组数

（3）数据分析　采用 Bl-420 生物信号采集系统软件中的 LD_{50} 测定方法（Bliss 法）测定 LD_{50}。打开 Bl-420 生物信号采集系统软件，将实验中每组死亡动物只数、给药剂量和本次实验的有效。试验组数分别代入软件即得。

五、实验结果

将实验中每组死亡动物只数、给药剂量和本次实验的有效试验组数分别代入软件即得。

六、注意事项

1. 根据每次实验动物体重进行计算。

2. 配制药液时要精确，尽量减少人为因素对实验结果的影响。

3. 给药后注意不要喧哗，刺激动物，以免动物消耗过大死亡。

【思考题】

如果动物不死亡怎么办？

第十节　药物对小鼠耐缺氧能力的影响

一、实验目的

掌握 SPSS 统计学软件的使用方法；了解丹参对小鼠耐缺氧的作用。

二、实验原理

缺氧对机体是一种恶性刺激，可影响机体各种代谢，最终会导致机体的心脑等重要器官缺氧，供能不足而死亡。丹参能扩张血管，改善微循环，增加供氧，从而改善机体缺氧状态。

三、实验材料

动物：小鼠（18 ～ 22g）。
药物：丹参注射液、丹参注射液稀释液、钠石灰。
配药：丹参注射液稀释液，取原液加蒸馏水一倍稀释。
器材：注射器、广口瓶、鼠笼、电子天平。

四、实验步骤

1. 每台取 4 只小鼠。
2. 分组、给药如下所示。
（1）生理盐水组　1、2 组，腹腔注射生理盐水 0.2mL/10g 体重。
（2）高剂量组　3、4 组，腹腔注射丹参注射液原液，0.2mL/10g 体重。
（3）低剂量组　5、6 组，腹腔注射丹参注射液稀释液 0.2mL/10g 体重。
3. 给药后将小鼠放入盛有 10g 钠石灰的广口瓶中（目的是吸收水和二氧化碳，每瓶放一只小鼠，瓶盖要拧紧，防漏气，瓶不要随意动，防止增加小鼠耗氧），放入后开始计时。
4. 以呼吸停止为指标，观察小鼠因缺氧而死亡的时间。
5. 以小鼠存活时间为指标用 SPSS 软件进行统计学处理

五、实验结果

观察耐缺氧状态结果，记录见下表（表 5–16）。

表 5–16　实验结果观察

鼠号	给药量	置入时间	死亡时间	存活时间
1				
2				
3				
4				
5				
6				

观察丹参注射液对小鼠耐缺氧能力的影响，记录见下表（表 5-17）。

表 5-17 实验结果观察

组别	给药量	动物数（只）	存活时间	P 值
生理盐水组				
低剂量组				
高剂量组				

六、注意事项

1. 每瓶放一只小鼠，瓶盖要拧紧，防漏气。
2. 瓶不要随意动，防止增加小鼠耗氧量。

【思考题】

哪些中药可以抗缺氧？

第六部分 生物化学

生物化学的迅速发展，在很大程度上有赖于生物化学实验技术的进步。许多生化理论成果，如果不了解其实验研究过程，是难以得到深刻的理解与牢固的掌握。因此，学生在学习生物化学理论的同时，应该对生物化学实验技术有所了解与掌握。

生物化学实验技术发展很快，种类很多，要在短时间内全面掌握是不现实的。但是学生能对一些常用的基本生化实验方法，通过具体操作而有所认识，显然会有助于生化理论的学习与理解。并为将来进一步开展医学研究工作奠定基础。

我们选择了一些综合性生化实验供学生操作，其中包括生化实验技术的各个方面，以定量分析实验为主，特别注重医学生化技术的基本原理，希望学生通过这些实验的全过程训练后，能够从多方面理解这些技术的意义及用途，对这些生化技术有比较全面的认识。

第一节 木糖－吸光度标准曲线、蛋白质浓度－吸光度标准曲线制作

一、实验目的

掌握木糖－吸光度标准曲线和巴费德（Bradford）－标准曲线的制作方法；熟悉实验原理。

二、实验原理

本实验中以 0.01% 木糖与对羟基苯甲酸酰肼（PAHBAH）反应，生成的化合物在沸水浴中显现出黄色，并在 410nm 有最大的吸光值，检测 410nm 的光吸收值的大小，从而制作木糖－吸光度标准曲线，然后根据标准曲线查出还原糖的含量，最后根据产物的含量就可以计算出酶的活性。因此，制作标准曲线是酶活性测定的一项基本技术。

Bradford 法是基于考马斯亮蓝 G-250 有红、蓝两种不同颜色的形式，在一定浓度的乙醇和酸性条件下，可配成淡红色的溶液，当与蛋白质结合后，产生蓝色化合物，反应迅速稳定，反应化合物在 595nm 有最大的吸光值，化合物颜色的深浅与蛋白质浓度的高低成正比关系。因此可检测 595nm 的光吸收值的大小来制作蛋白质浓度－吸光度标准曲线，并计算出蛋白质的含量。

三、实验材料

1. 标准木糖溶液

准确称取经 105℃烘至恒重的无水木糖 1g，用蒸馏水定容至 100mL（即 1%），实际应用时稀释到 0.01%。

2. 邻苯二甲酸氢钾缓冲液

准确配制 0.1M pH5.8（90℃）的邻苯二甲酸氢钾缓冲液 500 mL，利用 pH 计以 NaOH 调节到规定 pH 值。

3. 终止剂 / 显色剂 PAHBAH 配制

A：0.5M HCl 溶解的 5%（w/v）对羟基苯甲酸酰肼 200 mL，配好后储藏于 4℃冰箱；B：0.5M NaOH1L。使用时，将 A 与 B 按 1：4 的体积比混合即为 PAHBAH 显色剂。

4. Bradford 储存液

将 350mg 考马斯亮蓝 G-250 溶解于 100mL 95% 酒精和 200mL 85% 磷酸中，可在室温下长期保持稳定。

5. Bradford 工作液

将 425mL 双蒸水、15mL 95% 酒精、30mL 85% 磷酸和 30 mL Bradford 储存液混合。滤纸过滤后室温保存于棕色瓶中。

6. 标准蛋白质溶液

以牛血清白蛋白（BSA）作为标准蛋白，配制成 1mg/mL 标准溶液，用时可稀释。

7. 其他

分光光度计、电子天平、水浴锅、煮沸电炉、移液管、泡沫浮子若干、pH 计、磁力搅拌器冰水。

四、实验步骤

1. 木糖标准曲线的制作

制作木糖标准曲线时，通过下表（表 6-1）添加反应体系，整个体系为：总体积为 0.6mL 溶液，其中 0.3mL 邻苯二甲酸氢钾缓冲液，另外 0.3mL 反应液由木糖标准溶液和无菌水组成，90℃下保温 10 分钟后，1.8mL 终止剂 / 显色剂 PAHBAH 终止反应。其混合物在沸水浴中加热 10 分钟后，在冰水浴中冷却，用分光光度计在 410nm 下测其吸光度值。体系中不含标准木糖溶液作为空白对照。

表 6-1　加样表

0.01% 木糖（μL）	30	50	80	100	120	150	180	200
H_2O（μL）	270	250	220	200	180	150	120	100
缓冲液（μL）	300	300	300	300	300	300	250	200
PAHBAH（mL）	1.8	1.8	1.8	1.8	1.8	1.8	1.8	1.8
A_{410}								
A_{410} 平均值								

2. Bradford 法测定蛋白质浓度标准曲线的制作

按下表（表 6-2）将标准蛋白质溶液小牛血清白蛋白转移到试管中，补加水至终体积 300μL，加入 3mL Bradford 工作液并振荡混匀，在 2 分钟后测定 A_{595} 值，测量应在 1 小时内完成。

表 6-2　加样表

样品号	标准溶液（0.2mg/mL BSA）	H_2O	Bradford 试剂（mL）	A_{595}
空白对照	0	300	3	0
	50	250	3	
1	50	250	3	
	50	250	3	
	100	200	3	
2	100	200	3	
	100	200	3	
	150	150	3	
3	150	150	3	
	150	150	3	
	200	100	3	
4	200	100	3	
	200	100	3	
	250	50	3	
5	250	50	3	
	250	50	3	
	300	0	3	
6	300	0	3	
	300	0	3	

五、实验结果

1. 以 A_{410} 为纵坐标，木糖的量为横坐标（尽量选取吸光度在 0.1 ~ 0.8 之间的点），在 Excel 表格中绘制标准曲线，经线性回归后得到 A_{410nm} 木糖的标准曲线，即 $A_{410nm}=ax+bx$ 为木糖量，一般相关系数 R^2 值应在 0.99 以上，至少小数点后两个 9。

2. 以 A_{595nm} 为纵坐标，标准蛋白含量为横坐标，在 Excel 上绘制标准曲线，经线性回归后得到 A_{595}– 蛋白质含量的标准曲线，即 $A_{595nm}=ax+bx$ 为蛋白质量，一般相关系数 R^2 值应在 0.99 以上，至少小数点后两个 9。

六、注意事项

1. 制木糖标准曲线时，要保证所有样品液同批次煮沸显色，以尽量避免不同批次的误差。

2. 称取各种标准品要准确。

3. Bradford 法测定后玻璃比色皿容易染上颜色，用后可先用甲醇清洗，然后用水或丙酮清洗，或在浓 HCl 中浸泡过夜（或者用硫酸清洗）。

【思考题】

木糖 – 吸光度标准曲线法可以用来测定木聚糖酶的活力，而 Braford 法可以测定木聚糖酶的浓度，试比较以上两种方法的共同点、不同点、优点及缺点。

第二节　黄芩苷对人体外周血淋巴细胞间黏附蛋白分子 –1 的表达影响

一、实验目的

掌握细胞间黏附蛋白分子 –1 的免疫印迹分析的操作流程和技巧；熟悉黄芩苷对人体外周血淋巴细胞间黏附蛋白分子 –1 的表达影响；了解人体外周血淋巴细胞的提取方法。

二、实验原理

经络可确保携带新陈代谢物质的体液（血液、淋巴液、组织液）的通畅。其中，淋巴系统的通畅就与淋巴细胞黏附性密切相关。国内外大量研究表明黄芩苷抗动脉粥样硬化的作用机制中，涉及了黄芩苷对人体外周血淋巴细胞黏附性的影响。设计实验研究黄芩苷对人体外周血淋巴细胞间黏附蛋白分子 –1 的表达影响，将有助于揭示黄芩苷抗动脉粥样硬化的相关机制，扩展其临床应用。

三、实验材料

1. 试剂

胎牛血清、细胞培养液、淋巴细胞分离液、芍药苷、内参蛋白一抗、细胞间黏附蛋白分子 1 的一抗、聚偏二氟乙烯（PVDF）膜、相关二抗、电化学发光（ECL）试剂盒等。

2. 实验设备

全自动凝胶成像仪、台式离心机、迷你离心机、离心管若干（50～100mL/ 支）、超净工作台、电泳仪、电泳槽、脱色摇床、水浴锅、ImageJ 软件包等。

四、实验步骤

1. 人体外周血淋巴细胞的提取

将采到的肝素抗凝血取样计数白细胞总数。使用磷酸盐缓冲液（PBS）液 / 无血清 RPMI1640 将血样 1∶1 稀释，混匀时要沿管壁吹出，避免产生气泡。吹匀后于 37℃水浴中平衡。从冰箱中取出 4℃避光保存的淋巴细胞分离液。摇匀后在无菌状态下加入刻度离心管中。操作中尽量避免吸管碰触管壁。原则上分离液的高度不超过管高的 1/4。将盛有分离液的离心管放入 37℃水浴中平衡。用吸管将稀释的血液沿离心管壁徐徐加到分离液面上，用力要轻，避免血液冲入分离液中，使得稀释血重叠在分离液面以上，拧紧管盖。稀释血与分离液的高度比在 1∶2～2∶1 之间。原则上两者的总高度不超过离心管的 2/3。将离心管放置于水平离心机中，室温下 1000rpm/min，离心 20 分钟。离心结束后可见管内分为四层，从上至下分别为：血浆层（含部分血小板）、白膜层（含单个核细胞及少量血小板）、分离液层、粒细胞及红细胞层。将吸管轻轻穿过血浆层至白膜层，沿离心管周缘吸出血浆层与分离液层界面间的白膜层细胞，置于新离心管中。尽量少吸取分离液。加吸出体积 5 倍以上的 PBS/ 无血清 RPMI1640 液体，用吸管吹打均匀，避免产生气泡，液柱高度不要超过离心管的 2/3。室温 1500rpm 离心 10 分钟，快速倾倒出上清液。用 PBS/ 无血清 RPMI1640 重悬细胞，注意吹打均匀，不要有细胞团块。室温下 1500rpm 离心 5 分钟，洗涤两次。最后一次洗涤时定量加入 RPMI1640，吹打均匀后取样计数细胞。最后一次离心后，倾倒出上清液，根据计数结果，用含 10%FBS、双抗的 RPMI1640 培养液将细胞配成所需浓度。

2. 人体外周血淋巴细胞间黏附蛋白分子 –1 的免疫印迹分析

将得到的人体外周血淋巴细胞总蛋白取样定量总蛋白。灌胶时，用 1mL 枪头吸取胶沿大玻璃板内壁灌进大小玻璃板间，加至玻璃板的 2/3，然后加入 2mL 蒸馏水封闭，以利于压平胶面，并且也可以使胶和空气隔开以便快速凝固。然后法配 4% 浓缩胶，加入四甲基乙二胺（TEMED）后应立即快速摇匀并灌胶，将剩余空间灌满浓缩胶然后将梳子插入浓缩胶中。加足够的电泳液后准备上样，用移液器吸取样品，并将移液器的枪头插至加样孔中缓慢加入样品。上样顺序从左到右依次为标记蛋白（Marker）、芍药苷组等。上样完成后，置于电泳装置内，再加入足量的 1× 电泳液，开始电泳。电泳完成后，根据目的蛋白的分子量大小和样本的数量，以 Marker 为标尺，进行截分离胶。剪裁与所截胶相同尺寸的 PVDF 膜。将切好的 PVDF 膜，先甲醇中活化 30～60 秒。将夹子放入转移槽中，加入足量的 1× 转移缓冲液，要使夹子的黑面对槽的黑面，夹的白面对槽的红面，在槽里放一块冰盒，盖好电极板，并在槽的周围放置冰盒以降温（因为转膜过程中会产生大量的热）。湿转时常用恒流 200mA，时间一般为 90～150 分钟（根据分子量的大小适当调整时间）。转膜完成后，用 1× 丽春红染液染膜 5 分钟，然后用蒸馏水冲洗掉膜上的染液，就可看到膜上的蛋白泳道，即转膜成功。将膜上的丽春红在摇床上洗净，并置于器皿中洗 5 分钟，再置于脱脂牛奶封闭液中于 37℃摇床封闭 1～2 小时；将膜取出置于含有 TBST 的器皿中洗 5 分钟，膜正面向上；根据说明书将一抗用相应的稀释液稀释相应的比例（置于 1.5mL 离心管中），磷酸化的一抗一般用 BSA 稀释（如 P–Cx43:BSA=1∶1000），撕下适当大小的一块儿保鲜膜铺于倒扣的玻璃器皿上，四角用水浸湿以使保鲜膜保持平整，取适量的一抗溶液加到保鲜膜上，置于 4℃冰箱摇床过夜或在 37℃摇床孵育 2～4 小时，即孵育一抗；次日用 TBST 在摇床上洗膜 3 次，每次 5～10 分钟。同上述方法将二抗稀释液与膜接触，于 37℃摇床上孵育 1～2 小时，即孵育二抗，到时间后，用 TBST 洗膜 3 次，每次 5～10 分钟，然后进行化学发光反应，最后在全自动凝胶成像仪中成像。

五、实验结果

根据已知蛋白分子量的预染 Marker，利用 Image J 和 SPSS 软件对待测样品进行统计分析。

六、注意事项

1. 进行外周血淋巴细胞提取操作时，一定要非常缓慢地将血液沿着管壁加入淋巴细胞分离液中。

2. 将蛋白条带从胶转印到膜上时，注意转印条件的摸索和优化。建议在预实验中，每次转印完成后，都用丽春红对膜进行染色，根据染色结果（主要观察总蛋白的量和目的蛋白所在位置）和经验，确定合适的转印条件。

【思考题】

1. 根据实验结果，比较黄芩苷组和对照组中细胞间黏附蛋白分子 –1 的表达情况，分析黄芩苷抗动脉粥样硬化的可能机制。

2. 实验只涉及了细胞间黏附蛋白分子 –1 表达情况，是否还有其他的黏附分子涉及参与了黄芩苷抗动脉粥样硬化，请予以文献综述。

第三节 细胞间黏附分子 -1 基因多态性检测

一、实验目的

掌握聚合酶链反应 – 限制性片段长度多态性（polymerase chain reaction–restriction fragment length polymorphism，PCR–RFLP）和聚合酶链反应 – 扩增片段长度多态性（polymerase chain reaction–amplified products length polymorphism，PCR–APLP）分析的基本原理和研究方法；了解基因多态性在阐明人体对疾病易感性、临床表现多样性及药物治疗反应差异性中的重要作用。

二、实验原理

基因多态性（gene polymorphism），也称为遗传多态性（genetic polymorphism），是指正常人群中在某一基因位点上存在着 2 个或 2 个以上不同等位基因的现象，原因可以是单核苷酸变异，或是某些高重复序列的拷贝数变异。细胞间黏附分子 –1（ICAM–1）属于免疫球蛋白超家族成员之一，是一种细胞表面单链糖蛋白，它表达于多种细胞表面，通过识别其受体介导细胞 – 细胞间的黏附，参与多种炎症反应及免疫过程。不同研究证实 ICAM–1 基因多态性与动脉粥样硬化、风湿性关节炎等人类多种疾病相关。

PCR–RFLP 分析是一种常用的脱氧核糖核酸（DNA）分子标记，其原理是通过 PCR 扩增目的基因。若目的基因存在多态性（等位基因变异引起），变异正好发生在某种限制性内切酶识别位点上或者被酶切的 DNA 片段内，从而使酶切位点增加或者减少，则酶切结果就会产生大小不同的片段（即 RFLP），再利用琼脂糖凝胶电泳获得多态性电泳图谱。

PCR–APLP 分析是一种常用的 DNA 分子标记，其原理是根据已知 DNA 片段两端序列设计引物，一端是等位基因特异性引物，另一端是共同引物。对已知基因 DNA 片段再进行 PCR 特异扩增，通过变性、退火、延伸循环，选择性扩增基因组片段，经过多次循环，可使目的序列扩增；由于 APLP 扩增可使某一品种出现特定的 DNA 谱带，而在另一品种中可能无此谱带产生。

三、实验材料

1. 试剂

DNA 抽提试剂盒、琼脂糖、上样缓冲液（0.25% 溴酚兰、30% 甘油水溶液）、10mg/mL 溴化乙锭（EB）、常用 DNA Marker。

2. 实验设备

DNA 扩增仪、电泳仪、水平电泳槽、紫外检测仪、移液器、水浴锅、pH 计、低温高速冷冻离心机等。

四、实验步骤

1. 基因组 DNA 抽提根据试剂盒说明书进行操作。

具体步骤：向细胞中加入 20μL 蛋白酶 K 溶液，涡旋 10 秒混匀，56℃放置 60 分钟，其间每 15 分钟涡旋混匀数次。用镊子将棉签挤干后取出。加入 400μL 缓冲液 GB，充分颠倒混匀，70℃放置 10 分钟，此时溶液应变清凉，简短离心以去除管盖内壁的液滴。加 200μL 无水乙醇，充分颠倒混匀，简短离心以去除管盖内壁的液滴。将上一步所得溶液和絮状沉淀都加入一个吸附柱 CR 中（吸附柱 CR 放入收集管中），13400rpm/min，离心 30 秒，倒掉收集管中的废液，将吸附柱 CR 放回收集管中。向吸附柱 CR 中加入 500μL 缓冲液 GD（使用前先确认是否已加入无水乙醇 13400g 离心 30 秒，倒掉收集管中的废液，将吸附柱 CR 放回收集管中。向吸附柱 CR 中加入 700μL 漂洗液 PW（使用前先确认是否已加入无水乙醇），13400g 离心 30 秒，倒掉收集管中的废液，将吸附柱 CR 放回收集管中。向吸附柱 CR 中加入 500μL 漂洗液 PW，13400g 离心 30 秒，倒掉收集管中的废液。将吸附柱 CR 放回收集管中，13400g 离心 2 分钟，倒掉废液。将吸附柱 CR 室温放置数分钟，以彻底晾干吸附材料中残余的漂洗液。将吸附柱 CR 转入一个干净的离心管中，向吸附膜中间位置悬空滴加 30～40μL 洗脱缓冲液 TB，室温放置 2～5 分钟，13400g 离心 2 分钟。

2. DNA 浓度及纯度检测

得到的基因组 DNA 片段的大小与样品保存时间、操作过程中的剪切力等因素有关。回收得到的 DNA 片段可用琼脂糖凝胶电泳和紫外分光光度计检测浓度与纯度。将得到的基因组 DNA 样品用纯水稀释 200 倍（5μL DNA 样品 +995μL 水 =1000μL 溶液），纯水作为对照，于紫外分光光度计上测定 260nm 和 280nm 吸收值（OD_{260} 和 OD_{280}），计算核酸浓度和两者吸收比值。DNA 样品的浓度（μg/mL）=OD_{260}×DNA 样品稀释倍数 ×50μg/mL。

3. PCR–RFLP 分析

利用 Primer Premier 5.0、Oligo 6.22 等，设计并评价最优引物。引物设计后交由商业公司合成。在核酸扩增仪上进行 PCR 扩增反应。利用软件 Primer Premier 5.0 寻找酶切位点，选择相应的限制性核酸内切酶，酶切体系及反应条件参照酶试剂说明书。配制琼脂糖凝胶，取扩增产物 5～10μL，进行电泳，同时加 DNA Marker 作为对照，紫外检测仪下观察并拍照，分析结果。

4. CR–APLP 分析

利用 Primer Premier 5.0、Oligo 6.22 等，设计并评价最优引物。引物 1 和引物 2 是 ICAM–1 基因的等位基因特异性引物，两者的序列 3′端的不同末端碱基，亦对应于该位点的碱基多态，即引物 1 与野生型 ICAM–1 基因的一侧互补配对，引物 2 与突变型 ICAM–1 基因的一侧互补配对。引物 3 则为引物 1 和引物 2 的共同引物，与被扩增目的基因的另一侧互补配对。引物设计后交由商业公司合成。在核酸扩增仪上进行 PCR 扩增反应。配制琼脂糖凝胶，取扩增产物 5～10μL，进行电泳，同时加 DNA Marker 作为对照，在紫外检测仪下观察并拍照，分析结果。

五、实验结果

1. PCR–RFLP 结果

根据限制性内切酶位点的有无得到一个 1（位点存在）、0（位点不存在）数据矩阵，统计所有样品的基因型。

2. PCR–APLP 结果

经凝胶电泳后，野生型基因的纯合子与突变型基因的纯合子在凝胶上都仅有 1 条相应的扩增产物带，而杂合子的 2 个平行 PCR 产物均有相应的扩增产物带，故据此即可确定被检 DNA 样本的基因型。如果扩增产物带分子量太接近，可将每个样品分 2 管进行扩增，两者的区别在于所加引物不同。

六、注意事项

1. 每个样品至少需做三次平行，以减小不同批次实验引起的误差。
2. 裂解细胞后震荡时间不易长，以免 DNA 断裂。

【思考题】

1. 比较 PCR–RFLP 和 PCR–APLP，分析两者的不同点及优缺点。
2. 基因多态性还有什么方法，各自的优缺点是什么？
3. 试举一例说明通过检测患者的基因多态性研究如何指导个性化用药。

第四节　氧化物酶法测定血糖浓度

一、实验目的

掌握血糖的检测方法；了解血糖的计算方法。

二、实验原理

葡萄糖（glucose）被葡萄糖氧化酶（glucose oxidase，GOD）氧化后产生葡糖酸盐（gluconate）和过氧化氢（H_2O_2）。过氧化氢在过氧化物酶（peroxidase）的作用下，与 4-氨基安替比林（4-AAP）和苯酚（phenol）一起氧化产生一种红色的奎诺伊明染料。在 505nm 处进行比色，它的吸光度与样品中葡萄糖的浓度成正比。

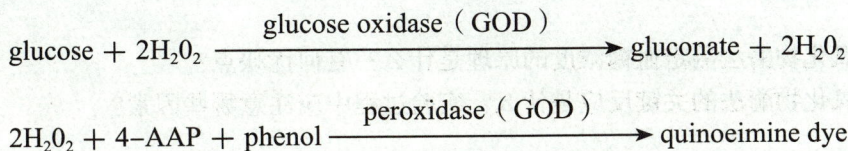

$$glucose + 2H_2O_2 \xrightarrow{\text{glucose oxidase（GOD）}} gluconate + 2H_2O_2$$

$$2H_2O_2 + 4\text{-}AAP + phenol \xrightarrow{\text{peroxidase（GOD）}} quinoeimine\ dye$$

三、实验材料

1. 样品

使用未溶血血清或血浆。抗凝血剂可以使用乙二胺四乙酸（EDTA）或肝素，但最好使用氟化钠作为抗凝剂。分离的血浆样品可以在 2～8℃中储存 3 天。

2. 试剂

苯酚 10.6mmol/L（pH 7.0）、磷酸盐缓冲液 70mmol/L、氨基安替比林 0.8mmol/L、葡萄糖氧化酶 10U/mL、过氧化物酶 1U/mL。

3. 仪器

离心机、紫外 - 可见分光光度计

四、实验步骤

取 3 个干净、干燥的试管，将它们分别标记为空白管（B）、标准管（S）和测试管（T），并按下表进行添加（表 6-3）。

表 6-3　样品添加表

	空白管	标准管	测试管
着色剂	1000μL	1000μL	1000μL
蒸馏水	10μL	—	—
葡萄糖标准溶液	—	10μL	—
血清 / 血浆	—	—	10μL

注：混合好，37℃水浴 15 分钟，505nm 比色，读取各管吸光度。

五、实验结果

血糖（mmol/L）= 测试管的吸光度 / 标准管的吸光度 × 标准管体积。

在给定的血清 / 血浆样本中，葡萄糖的含量单位是 mmol/L 或 mg/dL。

六、注意事项

1. 正确使用比色皿：手拿比色皿的毛面；比色液应占比色皿的 2/3。
2. 血糖测定应在取血后两小时内完成，放置太久，血糖容易分解使得含量降低。
3. 酶酚混合液一般现配现用。

【思考题】

1. 氧化物酶法测定血糖浓度的原理是什么？有何优缺点？
2. 氧化物酶法的关键反应是什么？实验过程中应注意哪些因素？

第五节　脲酶–波氏比色法测定尿素氮

一、实验目的

掌握尿素氮（BUN）量的检测并了解计算方法。

二、实验原理

血清中的尿素被尿素酶水解为二氧化碳和氨，然后在氢氧化钠的碱性条件下氨与苯酚发生反应形成一个蓝色的复合物，在620nm比色并测定吸光度。

三、实验材料

样品（血浆或血清，最好是血清）、尿素酶、缓冲液、酚染料、碱性次氯酸盐、脲酶BUN标准液（10mmol/L）=280.1mg/L。

四、实验步骤

1. 准备血清

在干净、干燥的离心管中收集血液。将采集的血液以3000rpm/min的速度离心5分钟，收集黄色的浮层。

2. 分析血清

取三个试管分别标记为空白管（B）、标准管（S）和测试管（T），并按下表进行添加（表6–4）。

表6–4　血清分析步骤表

	空白管	标准管	测试管
蒸馏水	0.04mL/40μm	—	—
BUN标准液	—	0.04mL/40μm	—
血清	—	—	0.04mL/40μm
缓冲液（mL）	0.5	0.5	0.5
酚染料（mL）	2.0	2.0	2.0
碱性次氯酸盐（mL）	2.0	2.0	2.0

注：混合好，37℃水浴10分钟，620nm比色并读取各管吸光度。

五、实验结果

BUN（mg/dL）=（测试管吸光度－空白管吸光度）/（标准管吸光度－空白管吸光度）

在给定的样本中，BUN和血液尿素浓度分别为mg/dL和mg/dL

六、注意事项

1. 测定标本要求空腹抽血。
2. 试剂与样品的用量可按其比例放大缩小，计算公式不变。
3. 吸管务必校正，使用时注意清洁干净，加量务必准确。

【思考题】

1. 血清尿素氮测定法采用什么原理。
2. 血清尿素氮测定法的临床意义是什么？

第六节　血清肌酸酐的测定

一、实验目的

掌握血清肌酸酐的检测方法和计算方法；熟悉血清肌酸酐正常和异常的诊断标准。

二、实验原理

在氢氧化钠的碱性条件下，肌酸酐与苦味酸反应形成橙色复合物。在520nm处进行比色判断颜色强弱。血清肌酐水平被用作肾功能的指标。通过实验来学习估计血清样本中肌酐的含量，并解释所获得的结果。

三、实验材料

样品（血清肌酐）、氢氧化钠、苦味酸、肌酐标准液（50μmol/L）、钨酸。

四、实验步骤

1. 血清的准备

在干净、干燥的离心管中收集血液。将采集的血液以3000rpm/min的速度离心5分钟，收集黄色的上层清液。

2. 无蛋白滤液制备

将0.2mL的血清放入离心管中加入1.8mL的钨酸，以2500rpm/min离心10分钟，收集上清液。

3. 分析

取三个试管分别标记为空白管（B）、标准管（S）和测试管（T），并按照下表（表6-5）进行添加。

表 6-5　分析步骤表

	空白	标准	测试
蒸馏水	3.2mL	—	—
肌酸酐标准液	—	3.2mL	—
无蛋白滤液	—	—	3.2mL
苦味酸	1.0mL	1.0mL	1.0mL
氢氧化钠	1.0mL	1.0mL	1.0mL

注：混合好，37℃水浴 5 分钟。520nm 比色，读取各管吸光度。

五、实验结果

血清肌酸酐（mg/dL）=（测试管吸光度－空白管吸光度）/（标准管吸光度－空白管吸光度）50mmol/L×11，其中 11 为样品的稀释倍数。

在给定的血清样本中所显示的肌酸酐值的单位为 mg/dL。

六、注意事项

1. 反应温度以 15 ～ 25℃为宜，10℃以下会抑制反应。温度升高可使苦味酸溶液显色增深，但测定管较标准管更为明显。

2. 显色后标准管色泽稳定，但测定管吸光度随时间延长而增加，故在加入显色剂后 30 分钟内比色为宜。

3. 苦味酸一定要纯，若含有杂质，则试剂空白吸收光度增加，进而影响测定结果。

【思考题】

1. 测定血清肌酸酐为什么要严格把握反应时间？
2. 实验过程中应注意哪些因素？

第七节　双缩脲法测定血清总蛋白

一、实验目的

掌握测定血清样本中总蛋白质的含量的方法，测定血清样本中总蛋白质的含量并解释所获得的结果；了解血清总蛋白测定的临床意义。

二、实验原理

蛋白质的肽键氮与碱性硫酸铜发生反应形成紫色的复合物，所形成的颜色的强度是在 540nm 处测量的。

三、实验材料

待测样品（血清）、双缩脲试剂、标准浓度蛋白质溶液（浓度 50mg/mL）。

四、实验步骤

1. 血清的制备

在干净、干燥的离心管中收集血液。将采集到的血液以 3000rpm/min 的速度离心 5 分钟。收集黄色的浮层。

2. 分析血清

将三个试管标记为空白（B）、标准（S）和测试（T），并按照下表添加以下内容（表 6-6）。

表 6-6　血清分析步骤表

加入物	空白组（B）	标准液（S）	待测液（T）
蒸馏水	0.05mL	—	—
标准蛋白质溶液	—	0.05mL	—
血清	—	—	0.05mL
双缩脲试剂	2.5mL	2.5mL	2.5mL

注：混合并搅拌均匀，在 37℃的水中浸泡 10 分钟，测量出溶液在 540nm 处的吸光度。

3. 计算方法

血清总蛋白（g/dL）＝（待测组吸光度—空白组吸光度）/（标准液吸光度—空白组吸光度）×56.3。

五、实验结果

待测定的血清样品中，血清总蛋白浓度为 ____g/dL。

六、注意事项

1. 双缩脲反应并非是蛋白质特有的颜色反应。凡分子内含有 2 个或 2 个以上肽键（—CO—NH—）的化合物均可呈双缩脲反应。

2. 双缩脲法显色反应和蛋白质中肽键数成正比关系，与蛋白质的种类、分子量及氨基酸的组成无明显关系。

3. 黄疸血清、严重溶血、葡萄糖、酚酞等对本法有明显干扰，故用标准管来消除；因双缩脲试剂中含有 $CuSO_4$ 具有颜色，故用试剂空白管消除干扰。

4. 高脂血症混浊血清会干扰比色，可采用下列方法消除：取 2 支离心管，各加入待测血清 0.1mL，再加蒸馏水 0.5mL 和丙酮 10mL，混匀后离心。

5. 因血清取量少，取量尽量准确。

6. 碱液对玻璃仪器有腐蚀作用，尽量用塑料瓶装。

【思考题】

1. 目前，常用的测定血清总蛋白的方法有双缩脲法（Biuret 法）、定氮法、福林 –酚试剂法（Lowry 法）、紫外吸收法、考马斯亮蓝法（Bradford 法），试比较五种方法各自优缺点。

2. 双缩脲法作为临床测定血清总蛋白的首选常规方法，有哪些临床意义与应用？

第八节　重氮磺胺酸法测定血清胆红素的含量

一、实验目的

掌握测定血浆样品胆红素含量的方法；熟悉实验原理，测定所给血浆样品中当前胆红素含量并分析实验结果。

二、实验原理

在此种方法中，胆红素在碱性条件下与重氮磺胺酸反应，生成蓝色的偶氮胆红素，共轭胆红素比非共轭胆红素反应更快，加入咖啡因和苯甲酸钠一类物质可使非共轭胆红素反应加快，在 585nm 测得产物颜色强度以便测定其含量。

三、实验材料

血浆或血清样品，血浆最佳、咖啡因、磺胺酸、亚硝酸钠溶液、抗凝剂、酒石酸碱溶液。

四、实验步骤

1. 准备血清

用洁净干燥离心管收集血液，以 3000rpm/min 的速度离心 5 分钟，收集上层物质。

2. 血清分析

取三支试管分别标记为空白对照（B）、总胆红素（TB）、结合胆红素（CB），再按照下表进行操作（表6–7）。

表 6–7　血清分析步骤表

加入物（mL）	空白对照（B）	总胆红素（TB）	结合胆红素（CB）
血清（mL）	0.2	0.2	0.2
咖啡因（mL）	1.6	1.6	—
蒸馏水（mL）	—	—	1.6
磺胺酸	0.4mL	—	—
重氮试剂	—	0.4mL	0.4mL
	混合，反应 10 分钟	混合，反应 1 分钟	
抗凝剂	0.05mL	0.05mL	0.05mL
碱性酒石酸溶液	1.2mL	1.2mL	1.2mL

注：混匀后，在 585nm 处测得吸光率。

3. 计算

总胆红素（mg/dL）＝$(A_{TB}-A_B)\times 13.395$

结合胆红素（mg/dL）＝$(A_{CB}-A_B)\times 13.395$

非结合胆红素（mg/dL）＝$TB-CB$

五、实验结果

所给血清样品的当前胆红素含量如下

总胆红素＝＿＿＿＿＿＿＿＿（mg/dL）

结合胆红素＝＿＿＿＿＿＿＿＿（mg/dL）

非结合胆红素＝＿＿＿＿＿＿＿＿（mg/dL）

六、注意事项

1. 样品为新鲜空腹无溶血的血清或血浆。样品应在低温条件下运输保存，样品中总胆红素 2～8℃密闭避光保存可稳定 3 天，冰冻保存可稳定 3 个月。

2. 试剂变混浊或空白吸光度值＞ 0.150，将不能使用，应弃去。

3. 试剂反应后所产生的废液及使用后难降解的包装材料应集中收集后交当地环境废物处理站处理。

4. 参考范围：血清总胆红素 5.1～19μmol/L（0.3～1.1mg/dL）；血清结合胆红素 1.7～6.8μmol/L（0.1～0.4mg/dL）。

【思考题】

血清结合胆红素测定的意义与临床应用有哪些？比如结合胆红素与总胆红素的比值可用于鉴别黄疸类型，具体如何鉴别的呢？

第九节　2,4- 二硝基苯腙法测定血清谷氨酸丙酮酸转氨酶 / 丙氨酸转氨酶的活性

一、实验目的

掌握测定血清谷氨酸丙酮酸转氨酶（SGPT）/ 丙氨酸转氨酶活性的方法；熟悉实验原理，测定血清谷氨酸丙酮酸转氨酶（SGPT）/ 丙氨酸转氨酶的活性并且分析所得到的实验数据。

二、实验原理

在标准条件下（37℃，pH 7.0）丙氨酸转氨酶催化以下反应。

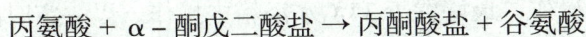

丙氨酸 + α - 酮戊二酸盐 → 丙酮酸盐 + 谷氨酸

在碱性条件下，丙酮酸盐可以与二硝基苯腙 DNPH 反应生成红色混合物。在 505nm 处测得其颜色强度。

三、实验材料

实验样品（血浆或血清样品）、底物液、丙氨酸转氨酶、2,4- 二硝基苯腙（2,4-DNPH）、氢氧化钠、标准的丙酮酸盐、磷酸盐缓冲溶液。

四、实验步骤

1. 血清的准备

用洁净干燥的离心管收集血液，用 3000rpm/min 的速度离心处理 5 分钟，收集黄色上清液。

2. 血清分析

取三支试管标记为实验组（T）和对照组（C），再按照下表进行以下操作（表6-8）。

表 6-8　血清分析步骤表

	实验组（T）	对照组（C）
血清样品	0.1mL	—
底物液	0.5mL	0.5mL
混合并在 37℃下温水浴处理 30 分钟		
2,4- 二硝基苯腙	0.5mL	0.5mL
血清样品	—	0.1mL
混合并在 37℃下温水浴处理 30 分钟		
NaOH 试剂	5.0mL	5.0mL

搅匀并让其室温下反应 5 分钟，在 505nm 处测得吸光度。

3. 计算

从标准图表来计算出血清谷氨酸丙酮酸转氨酶（SGPT）的活性单位。

五、实验结果

测得所给血清样品的血清谷氨酸丙酮酸转氨酶（SGPT）活性单位为 _____ IU/L。
参考值范围：5 ～ 25 IU/L。

六、注意事项

1. 正确使用比色器皿：手拿比色皿的毛面；比色液应占比色皿的 2/3。

2. 每次测定时都需用试剂空白溶液调零，不能用蒸馏水代替。

3. 注意微量移液枪的正确使用方法和操作。

4. 血清和底物应于 37℃ 水浴后操作，最好置于 37℃ 水浴箱中操作。以一定时间加入，各管即时混匀，以第一管开始计时，准确反应 30 分钟，各管加入时间间隔一致，保证每管反应时间均为 30 分钟。

5. 加入 2, 4– 二硝基苯肼溶液后，应充分混匀，使反应完全。

6. 加入 NaOH 溶液的方法和速度要一致，如液体混合不完全或加入速度不同均会导致吸光度的差异。

7. 底物和显色剂均为呈色物质，称量必须很准确。

8. 呈色的深浅与 NaOH 的浓度也有关系，其浓度越大呈色越深，但其浓度 <0.25M 时，吸光度下降变陡，因此浓度要准确。

【思考题】

血清谷丙转氨酶测定的临床意义。

第十节　血液的采集与保存

一、实验目的

掌握血液标本的采集方法及注意事项；熟悉常用的血液抗凝剂种类及其应用。

二、实验原理

正确采集血液标本是获得准确、可靠检验结果的关键，在自动化检验仪器应用普遍的现代临床实验室中，基础性的血液标本的采集和处理是检测前质量保证的主要环节。采集血液的方法主要包括皮肤采血法和静脉采血法、真空采血。

皮肤采血法：又称为毛细血管采血法是采集微动脉、微静脉和毛细血管的混合血，同时含细胞间质和细胞内液。通常，选择耳垂或手指部位。耳垂采血痛感较轻、操作方便，但血循环较差、受气温影响较大、检查结果不够恒定（如红细胞、白细胞、血红蛋白和血细胞比容等测定结果比手指血或静脉血高），一般情况下不宜使用。手指采血操作方便，检查结果比较恒定，世界卫生组织（WHO）推荐采集左手无名指指端内侧血液，婴幼儿可采集拇指或足跟内外侧缘血液，严重烧伤患者，可选择皮肤完整处采血。

静脉采血法：多采用位于体表的浅静脉，通常采用肘部静脉、手背静脉、内踝静脉或股静脉。小儿可采颈外静脉血液。根据采血量可选用不同型号注射器，配备相应的针头。某些特殊检查，为避免血小板激活，要使用塑料注射器和硅化处理后的试管或塑料试管。

真空采血法：又称为负压采血法。真空采血装置有套筒式、头皮静脉式两种。封闭式采血无需容器之间的转移，减少了溶血现象，能有效保护血液有形成分，保证待验样本原始性状的完整性，使检验结果更可靠，同时，样本转运方便，能有效避免医护人员和患者间交叉感染。各种真空定量采血容器，根据需要标有不同的色码，适于不同检验项目。

三、实验材料

无菌一次性采血针、一次性微量吸管、消毒干棉球、无菌干棉球、小试管、75%酒精、生理盐水等。

四、实验步骤

1. 皮肤采血步骤

（1）采血部位　成人：中指或无名指尖内侧、耳垂；半岁以下拇指或足跟内外侧缘，特殊人员视情况而定。

（2）采血步骤　①按摩：轻轻按摩采血部位，使其自然充血。②消毒：用75%酒精消毒棉球消毒。③针刺：待75%酒精挥发干后，用左手拇指和食指捏紧采血部位，右手持采血针，迅速刺入2～3mm。④拭血：待血自然流出后，无菌干棉球擦去第一滴血。⑤吸血：按需要依次采血完毕，用干棉球压住伤口片刻。⑥稀释：无菌干棉球擦净吸管外余液，将吸管伸入装有生理盐水的试管底部，慢慢排除吸管内的血液，上清液清洗管内余血2～3次。将试管内的液体混匀。

2. 静脉采血步骤

（1）采血部位　主要是肘静脉。还可以在手背、内踝、股静脉，幼儿可采用颈外静脉采血。

（2）采血步骤　①选择适宜静脉，在臂扎上压脉带，于穿刺处皮肤做环形消毒。②让患者握拳，使静脉显露。左手拇指固定穿刺部位下端，右手持注射器，使针筒刻度向上，先以约30°角度沿静脉正面进针，然后以5°角向前穿过皮肤刺入静脉腔。③见回血后，右手固定注射器，用左手缓缓抽出注射器针栓，至所需血量后，解除压脉带，放松拳头，以消毒棉签压住穿刺孔，拔出针头。④止血带压迫时间不能过长；注射器和容器必须干燥。⑤放血与混匀：取下注射器针头，将血液沿试管壁缓缓注入抗凝管中，防止溶血和泡沫产生。

3. 真空采血步骤

（1）采血部位　主要是肘静脉。

（2）采血步骤　利用真空贮血管中的负压原理，自动定量的将血液引入贮血管内；瓶塞穿刺针外具有止血护套，使用时请勿将其取下；采集血样后，针对有输液要求的病患者，医务人员可将软座与输液器相接进行输液，减少患者的静脉穿刺次数；一次性使用，用后销毁。

五、实验结果

1. 皮肤采血结果

采血部位的皮肤应完整，无烧伤、冻疮、发绀、水肿或炎症等。除特殊情况外，不要耳垂采血。采血时，先应按摩左手中指或无名指指端内侧，使局部组织自然充血。针刺深度 2 ～ 3mm。因第一滴血混有组织液，应擦去。如血流不畅切勿用力挤压，以免造成组织液混入，影响结果的准确性。

2. 静脉采血和真空采血结果

选择适宜静脉，在臂扎上压脉带，于穿刺处皮肤做环形消毒，让患者握拳，使静脉显露。左手拇指固定穿刺部位下端，右手持注射器，使针筒刻度向上，先以约30º角度沿静脉正面进针，然后以 5°角向前穿过皮肤刺人静脉腔。见回血后，右手固定注射器，用左手缓缓抽出注射器针栓，至所需血量后，解除压脉带，放松拳头，以消毒棉签压住穿刺孔，拔出针头。

六、注意事项

1. 本试验具有创伤性，必须严格按无菌技术操作，防止采血部位感染，做到一人一针一管，避免交叉感染，最好用一次性器材。

2. 皮肤消毒后，应待 75% 酒精挥发后采血，否则流出的血液扩散而不成滴。

3. 止血带压迫时间不能过长，注射器和容器必须干燥。

4. 放血与混匀，取下注射器针头，将血液沿试管壁缓缓注入抗凝管中，防止溶血和泡沫产生。

【思考题】

1. 常用的血液抗凝剂有哪些？

2. 验用血需要进行 PCR 扩增反应，请问采血时不能使用哪些血液抗凝剂？为什么？

附录　　**常用缓冲溶液的组成和配制**　▷▷▷▷

1. 甘氨酸 – 盐酸缓冲液（0.05mol/L）

按照下表（附表1），XmL0.2mol/L 甘氨酸 +YmL0.2mol/L HCl，再加水稀释至200mL。

附表1　甘氨酸 – 盐酸缓冲液的配置

pH	X	Y	pH	X	Y
2.2	50	44.0	3.0	50	11.4
2.4	50	32.4	3.2	50	8.2
2.6	50	24.2	3.4	50	6.4
2.8	50	16.8	3.6	50	5.0

甘酸氨分子量 =75.07；0.2 mol/L 甘氨酸溶液含 15.01g/L。

2. 邻苯二甲酸 – 盐酸缓冲液（0.05mol/L）

按照下表（附表2），XmL0.2mol/L 邻苯二甲酸氢钾 +YmL0.2mol/L HCl，再加水稀释至 20mL。

附表2　邻苯二甲酸 – 盐酸缓冲液的配置

pH（20℃）	X	Y	pH（20℃）	X	Y
2.2	5	4.670	3.2	5	1.470
2.4	5	3.960	3.4	5	0.990
2.6	5	3.295	3.6	5	0.597
2.8	5	2.642	3.8	5	0.263
3.0	5	2.032			

邻苯二甲酸氢钾分子量 =204.23；0.2 mol/L 邻苯二甲酸氢钾溶液含 40.85g/L。

3. 磷酸氢二钠 – 柠檬酸缓冲液

按照下表（附表3）配置不同 pH 值的缓冲液。

附表3　磷酸氢二钠 – 柠檬酸缓冲液的配置

pH	0.2mol/L Na$_2$HPO$_4$（mL）	0.1 mol/L 柠檬酸（mL）	pH	0.2mol/L Na$_2$HPO$_4$（mL）	0.1mol/L 柠檬酸（mL）
2.2	0.40	19.60	5.2	10.72	9.28
2.4	1.24	18.76	5.4	11.15	8.85
2.6	2.18	17.82	5.6	11.60	8.40
2.8	3.17	1 6.83	5.8	12.09	7.91
3.0	4.11	15.89	6.0	12.63	7.37
3.2	4.94	15.06	6.2	13.22	6.78
3.4	5.70	14.30	6.4	13.85	6.15
3.6	6.44	13.56	6.6	14.55	5.45
3.8	7.10	12.90	6.8	15.45	4.55
4.0	7.71	12.29	7.0	1 6.47	3.53
4.2	8.28	11.72	7.2	17.39	2.61
4.4	8.82	11.18	7.4	18.17	1.83
4.6	9.35	10.65	7.6	18.73	1.27
4.8	9.86	10.14	7.8	19.15	0.85
5.0	10.30	9.70	8.0	19.45	0.55

Na$_2$HPO$_4$ 分子量 =141.98；0.2mol/L 溶液为 28.40g/L。

Na$_2$HPO$_4$·2H$_2$O 分子量 =178.05；0.2mol/L 溶液为 35.61g/L。

C$_6$H$_8$O$_7$·H$_2$O 分子量 =210.14；0.1mol/L 溶液为 21.01g/L。

4. 柠檬酸 – 氢氧化钠 – 盐酸缓冲液

按照下表（附表4）配置不同 pH 值的缓冲液。

附表4　柠檬酸 – 氢氧化钠 – 盐酸缓冲液的配置

pH	钠离子浓度（mol/L）	柠檬酸（g）C$_6$H$_8$O$_7$·H$_2$O	氢氧化钠（g）NaOH 97%	盐酸（mL）HCl（浓）	最终体积（L）
2.2	0.20	210	84	160	10
3.1	0.20	210	83	116	10
3.3	0.20	210	83	106	10
4.3	0.20	210	83	45	10
5.3	0.35	245	144	68	10
5.8	0.45	285	186	105	10
6.5	0.38	266	156	126	10

使用时可以每升中加入 1g 酚，若最后 pH 值有变化，再用少量 50% NaOH 或浓 HCl 调节，冰箱保存。

5. 柠檬酸 – 柠檬酸钠缓冲液（0.1mol/L）

按照下表（附表 5）配置不同 pH 值的缓冲液。

附表 5　柠檬酸 – 柠檬酸钠缓冲液的配置

pH	0.1mol/L 柠檬酸溶液（mL）	0.1mol/L 柠檬酸钠溶液（mL）	pH	0.1mol/L 柠檬酸溶液（mL）	0.1mol/L 柠檬酸钠溶液（mL）
3.0	18.6	1.4	5.0	8.2	11.8
3.2	17.2	2.8	5.2	7.3	12.7
3.4	16.0	4.0	5.4	6.4	13.6
3.6	14.9	5.1	5.6	5.5	14.5
3.8	14.0	6.0	5.8	4.7	15.3
4.0	13.1	6.9	6.0	3.8	16.2
4.2	12.3	7.7	6.2	2.8	17.2
4.4	11.4	8.6	6.4	2.0	18.0
4.6	10.3	9.7	6.6	1.4	18.6
4.8	9.2	10.8			

柠檬酸 $C_6H_8O_7 \cdot H_2O$ 分子量 =210.14；0.1mol/L 溶液为 21.01g/L。

柠檬酸钠 $Na_3C_6H_5O_7 \cdot 2H_2O$ 分子量 =294.12；0.1mol/L 溶液为 29.41g/L。

6. 乙酸 – 乙酸钠缓冲液（0.2mol/L）

按照下表（附表 6）配置不同 pH 值的缓冲液。

附表 6　乙酸 – 乙酸钠缓冲液的配置

pH（18℃）	0.2mol/L NaAc（mL）	0.2mol/L HAc（mL）	pH（18℃）	0.2mol/L NaAc（mL）	0.2mol/L HAc（mL）
3.6	0.75	9.25	4.8	5.90	4.10
3.8	1.20	8.80	5.0	7.00	3.00
4.0	1.80	8.20	5.2	7.90	2.10
4.2	2.65	7.35	5.4	8.60	1.40
4.4	3.70	6.38	5.6	9.10	0.90
4.6	4.90	5.10	5.8	9.40	0.60

$NaAc \cdot 3H_2O$ 分子量 =136.09；0.2mol/L 溶液为 27.22 g/L。

7. 磷酸盐缓冲液

（1）磷酸氢二钠 – 磷酸二氢钠缓冲液（0.2mol/L）配置按照下表（附表 7）

附表 7　磷酸氢二钠 – 磷酸二氢钠缓冲液的配置

pH	0.2mol/L Na₂HPO₄（mL）	0.2mol/L NaH₂PO₄（mL）	pH	0.2mol/L Na₂HPO₄（mL）	0.2mol/L NaH₂PO₄（mL）
5.8	8.0	92.0	7.0	61.0	39.0
5.9	10.0	90.0	7.1	67.0	33.0
6.0	12.3	87.7	7.2	72.0	28.0
6.1	15.0	85.0	7.3	77.0	23.0
6.2	18.5	81.5	7.4	81.0	19.0
6.3	22.5	77.5	7.5	84.0	1 6.0
6.4	2 6.5	73.5	7.6	87.0	13.0
6.5	31.5	68.5	7.7	89.5	10.5
6.6	37.5	62.5	7.8	91.5	8.5
6.7	43.5	65.5	7.9	93.0	7.0
6.8	49.0	51.0	8.0	94.7	5.3
6.9	55.0	45.0			

$Na_2HPO_4 \cdot 2H_2O$ 分子量 =178.05；0.2mol/L 溶液为 35.61g/L。

$Na_2HPO_4 \cdot 12H_2O$ 分子量 =358.22；0.2mol/L 溶液为 71.64g/L。

$NaH_2PO_4 \cdot H_2O$ 分子量 =138.01；0.2mol/L 溶液为 27.6g/L。

$NaH_2PO_4 \cdot 2H_2O$ 分子量 =156.03；0.2mol/L 溶液为 31.21g/L。

（2）磷酸氢二钠 – 磷酸二氢钾缓冲液（1/15 mol/L）配置按照下表（附表 8）。

附表 8　磷酸氢二钠 – 磷酸二氢钾缓冲液的配置

pH	Na₂HPO₄（mL）	KH₂PO₄（mL）	pH	Na₂HPO₄（mL）	KH₂PO₄（mL）
4.92	0.10	9.90	7.17	7.00	3.00
5.29	0.50	9.50	7.38	8.00	2.00
5.91	1.00	9.00	7.73	9.00	1.00
6.24	2.00	8.00	8.04	9.50	0.50
6.47	3.00	7.00	8.34	9.75	0.25
6.64	4.00	6.00	8.67	9.90	0.10
6.81	5.00	5.00	8.18	10.00	0
6.98	6.00	4.00			

$Na_2HPO_4 \cdot 2H_2O$ 分子量 =178.05；1/15mol/L 溶液为 11.876 g/L。

KH_2PO_4 分子量 =136.09；1/15mol/L 溶液为 9.078 g/L。

8. 磷酸二氢钾 – 氢氧化钠缓冲液（0.05mol/L）

按照下表（附表 9），X mL0.2mol/L KH_2PO_4 +Y mL0.2mol/L NaOH 加水稀释至 20mL 进行配置。

附表 9　磷酸二氢钾 – 氢氧化钠缓冲液的配置

pH（20℃）	X（mL）	Y（mL）	pH（20℃）	X（mL）	Y（mL）
5.8	5	0.372	7.0	5	2.963
6.0	5	0.570	7.2	5	3.500
6.2	5	0.860	7.4	5	3.950
6.4	5	1.260	7.6	5	4.280
6.6	5	1.780	7.8	5	4.520
6.8	5	2.365	8.0	5	4.680

9. 巴比妥钠 – 盐酸缓冲液（18℃）

按照下表（附表 10）配置不同 pH 值的缓冲液。

附表 10　巴比妥钠 – 盐酸缓冲液的配置

pH	0.04mol/L 巴比妥钠溶液（mL）	0.2mol/L 盐酸（mL）	pH	0.04mol/L 巴比妥钠溶液（mL）	0.2mol/L 盐酸（mL）
6.8	100	18.4	8.4	100	5.21
7.0	100	17.8	8.6	100	3.82
7.2	100	16.7	8.8	100	2.52
7.4	100	15.3	9.0	100	1.65
7.6	100	13.4	9.2	100	1.13
7.8	100	11.47	9.4	100	0.70
8.0	100	9.39	9.6	100	0.35
8.2	100	7.21			

巴比妥钠盐分子量 =206.18；0.04mol/L 溶液为 8.25g/L。

10.Tris– 盐酸缓冲液（25℃）

根据下表（附表 11），50mL 0.1 mol/L 三羟甲基氨基甲烷（Tris）溶液与 X mL0.1mol/L 盐酸混匀后，加水稀释至 100mL 进行配置。

附表 11　Tris– 盐酸缓冲液的配置

pH	X（mL）	pH	X（mL）
7.10	45.7	8.10	2 6.2
7.20	44.7	8.20	22.9
7.30	43.4	8.30	19.9
7.40	42.0	8.40	17.2
7.50	40.3	8.50	14.7
7.60	38.5	8.60	12.4

pH	X（mL）	pH	X（mL）
7.70	3 6.6	8.70	10.3
7.80	34.5	8.80	8.5
7.90	32.0	8.90	7.0
8.00	29.2		

三羟甲基氨基甲烷（Tris），分子式为 $C_4H_{11}NO_3$，分子量为 121.14，0.1mol/L 的三羟甲基氨基甲烷溶液的浓度为 12.114 g/L。Tris 溶液可从空气中吸收二氧化碳，使用时注意将瓶盖严。

11. 硼酸 – 硼砂缓冲液

按照下表（附表 12）配置不同 pH 值的缓冲液。

附表 12　硼酸 – 硼砂缓冲液的配置

pH	0.05mol/L 硼砂溶液（mL）	0.2mol/L 硼酸溶液（mL）	pH	0.05mol/L 硼砂溶液（mL）	0.2mol/L 硼酸溶液（mL）
7.4	1.0	9.0	8.2	3.5	6.5
7.6	1.5	8.5	8.4	4.5	5.5
7.8	2.0	8.0	8.6	6.0	4.0
8.0	3.0	7.0	9.0	8.0	2.0

硼砂 $Na_2B_4O_7 \cdot 10H_2O$ 分子量 =381.43；0.05mol/L 溶液为 19.07g/L。

硼酸 H_3BO_4 分子量 =61.84；0.2mol/L 溶液为 12.37g/L。

硼砂易失去结晶水，必须在带塞的瓶中保存。

12. 甘氨酸 – 氢氧化钠缓冲液（0.05mol/L）

按照下表（附表 13），X mL0.2mol/L 甘氨酸 +Y mL0.2mol/L NaOH 加水稀释至 200mL 进行配置。

附表 13　甘氨酸 – 氢氧化钠缓冲液的配置

pH	X	Y	pH	X	Y
8.6	50	4.0	9.6	50	22.4
8.8	50	6.0	9.8	50	27.2
9.0	50	8.8	10.0	50	32.0
9.2	50	12.0	10.2	50	38.6
9.4	50	16.8	10.4	50	45.5

甘氨酸分子量 =75.07；0.2mol/L 溶液含 15.01g /L。

13. 硼砂 – 氢氧化钠缓冲液（0.05mol/L 硼酸根）

按照下表（附表14），X mL0.05mol/L 硼砂 +Y mL0.2mol/L NaOH 加水稀释至 200mL 进行配置。

附表 14　硼砂 – 氢氧化钠缓冲液的配置

pH	X	Y	pH	X	Y
9.3	50	6.0	9.8	50	34.0
9.4	50	11.0	10.0	50	43.0
9.6	50	23.0	10.1	50	46.0

硼砂 $Na_2B_4O_7 \cdot 10H_2O$ 分子量 =381.43；0.05mol/L 溶液（=0.2mol/L 硼砂）为 19.07 g/L。

14. 碳酸钠 – 碳酸氢钠缓冲液（0.1mol/L）

按照下表（附表15）配置不同 pH 值的缓冲液。

附表 15　碳酸钠 – 碳酸氢钠缓冲液的配置

pH		0.1mol/L Na_2CO_3 溶液（mL）	0.1mol/L $NaHCO_3$ 溶液（mL）
20℃	37℃		
9.16	8.77	1	9
9.40	9.12	2	8
9.51	9.40	3	7
9.78	9.50	4	6
9.90	9.72	5	5
10.14	9.90	6	4
10.28	10.08	7	3
10.53	10.28	8	2
10.83	10.57	9	1

$Na_2CO_3 \cdot 10H_2O$ 分子量 =286.2；0.1mol/L 溶液为 28.62g/L。

$NaHCO_3$ 分子量 =84.0；0.1mol/L 溶液为 8.40g/L。

主要参考书目 ▷▷▷▷

（1）朱大诚 黄丽萍 . 医学功能学科实验指导 [M].3 版 . 北京：中国协和医科大学出版社，2017.

（2）马超英 . 实验中医学基础 [M]. 北京：中国协和医科大学出版社，2000.

（3）方肇勤 . 分子生物学技术在中医药研究中的应用 [M].2 版 . 上海：上海科学技术出版社，2008.

（4）彭成 . 中药药理学 [M].4 版 . 北京：中国中医药出版社，2016.

（5）苏宁 . 基础医学整合实验 [M]. 北京：人民卫生出版社，2017.

（6）张虹 . 药学服务技术 [M]. 北京：北京科学技术出版社，2016.